HEART nursing 2018年 秋季増刊

ナースの役割がしっかりみえる & チームの中で動ける

チェックシートで看護レベルを確認

すごくわかる！心臓カテーテル

監修 北里大学 医学部循環器内科学
教授 阿古潤哉

心臓カテーテル
～最初の一歩からエキスパートナースまで～

　血管の中に細い管（カテーテル）を通して行うカテーテル治療は日々進化しています。約40年前の冠動脈の治療に始まるカテーテル治療は、現在では弁膜症や先天性心疾患まで大きく広がりを見せるようになりました。デバイスも大きく進化しました。昔は大腿動脈から行うのが当然であったのですが、現在は橈骨動脈などの非常に細い血管からのアプローチも可能となってきており、多くの手技が非常に侵襲度の少ない形で行うことが可能となっています。診断用あるいは治療用のデバイスも日々新たなデバイスが投入されているといってもよいかもしれません。

　そのような治療を行うカテ室あるいはIVR室では、いろいろな機器があり、そして多くの専門用語が飛び交って、少し敷居が高く思えるかもしれません。循環器の医者はどこかとっつきにくかったり、ちょっと怖く思えたりするかもしれません。でも、心配は無用です。本書では、カテ室で行われていることをわかりやすく解説することを心がけました。難しい専門用語もわかりやすくまとめました。カテ室の入室から、実際にカテではどのようなことを行って何を医師は見ようとしているのか。また看護の点からはどのようなことを観察する必要があるのか。カテ室を出ていくときに何が必要なのか。そのような一つひとつを、医師、看護師、そしてコメディカルの立場から解説して1冊の本に仕上げることができました。実際にカテ室で行われている写真も多く取り入れて、なるべくわかりやすく見える形にできたと考えています。今回は北里大学およびその関連施設の方に執筆していただいたため、ローカルルールに近いものも含まれているかもしれませんが、多くのことはすべてのカテ室で同様に行われていることと思います。本書は、カテ室に配属される看護師を対象に書きましたが、エキスパートナースの方にももちろん読みがいのある内容になっています。チェックリストも随所に入れましたのでお役立てください。また、最新の情報も盛り込みましたので、コメディカルあるいはカテ室に最初に入る医師の方々にとっても十分に勉強となる内容が多く含まれていると自負しております。本書がカテ室に関わるすべての方に役に立つ本となることを心より願っております。

北里大学 医学部循環器内科学　教授　**阿古潤哉**

ナースの役割がしっかりみえる & チームの中で動ける **すごくわかる! 心臓カテーテル**

CONTENTS

監修 北里大学 医学部循環器内科学 教授 **阿古潤哉**

はじめに…3

執筆者一覧…7

第1章 カテ室に入る前に知っておこう

1 心臓カテーテル治療って何? どこまで治療ができるの?…10

2 カテのアプローチにはどんなものがあるの?…13

3 カテ室の配置はどうなっているの? どんな機器が置いてあるの?…16

4 カテに参加するスタッフは誰? 多職種連携でのナースの役割は?…20

5 知っておくべき心臓の解剖と冠動脈の解剖は?…25

6 知っておくべき全身の循環は? カテが全身に与える影響は?…30

7 カテ治療の前に行う検査には何があるの?…34

8 冠動脈造影の簡単な見かたは?…39

9 補助循環って何?…45

10 放射線と被曝防護について教えてください…52

11 感染対策について教えてください…59

12 カテ室で話されている略語がさっぱりわかりません!…64

● 看護レベルを確認! 振り返りチェックシート…69

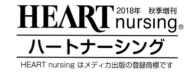

第2章 カテの適応疾患、合併症、薬剤について学ぼう

❶ 適応疾患
1 狭心症 … 74
2 急性冠症候群 … 82
● 看護レベルを確認！振り返りチェックシート … 88

❷ 合併症
1 造影剤アレルギー … 89
2 ワゴトニー … 92
3 血栓・塞栓症 … 97
4 冠動脈穿孔・破裂、心タンポナーデ … 101
5 不整脈 … 106
6 術後出血 … 110
7 腎機能障害 … 114
● 看護レベルを確認！振り返りチェックシート … 117

❸ 薬剤
1 あらかじめ投与しておく薬剤 … 118
2 日常的に使用する薬剤 … 120
3 緊急時に使用する薬剤 … 126
● 看護レベルを確認！振り返りチェックシート … 130

第3章 さあ、カテ室に入ろう！

❶ 準備
1 カテ室に入るナースの心得は？ カテ中はどこにいればいいの？… 134
2 カテはどんな流れで行うの？… 138
3 カテ室の準備では何をしておけばいい？… 141
4 カテ治療前の患者さんの準備は？… 148
● 看護レベルを確認！ 振り返りチェックシート… 154

❷ カテ前のケア
1 患者さんの入室〜ドレーピング… 156
● 看護レベルを確認！ 振り返りチェックシート… 165

❸ カテ中のケア
1 局所麻酔〜デバイス留置… 167
● 看護レベルを確認！ 振り返りチェックシート… 182

❹ カテ後のケア
1 治療終了〜止血〜病棟への申し送りポイント… 185
● 看護レベルを確認！ 振り返りチェックシート… 194

❺ 急変時のケア
1 急変のサインと対応… 195
● 看護レベルを確認！ 振り返りチェックシート… 206

第4章 新しいカテーテル治療

1 アブレーションって何ですか？… 210
2 TAVIって何ですか？… 220
3 MitraClip®って何ですか？… 227

INDEX… 240

表紙・本文デザイン／萩原 明
本文イラスト／渡邊真介：ワタナベ・イラストレーションズ

執筆者一覧

監修　北里大学 医学部循環器内科学　教授　**阿古潤哉**

第1章　カテ室に入る前に知っておこう

1　北里大学 医学部循環器内科学　**柿﨑良太**

2　IMSグループ 医療法人社団 明芳会 横浜旭中央総合病院 循環器内科　**佐藤 陽**

3　北里大学 医学部循環器内科学　**佐藤俊允**

4　北里大学 医学部循環器内科学　**村松裕介**
　　北里大学病院 放射線科 IVRセンター　主任　**平 幸恵**

5　北里大学 医学部循環器内科学　**堀口 愛**

6　北里大学 医学部循環器内科学　**藤田鉄平**

7　北里大学 医学部循環器内科学　講師　**小板橋俊美**

8　北里大学 医学部循環器内科学　**加藤彩美**

9　北里大学 医学部循環器内科学　助教　**栁澤智義**

10　北里大学病院 放射線部　**塚野 優**

11　北里大学 医学部循環器内科学　診療講師　**野田千春**

12　北里大学 医学部循環器内科学　**西成田 亮**

チェックシート 北里大学 医学部循環器内科学　**柿﨑良太**

第2章　カテの適応疾患、合併症、薬剤について学ぼう

❶ 1　北里大学 医学部循環器内科学　診療講師　**南 尚賢**

2　北里大学 医学部循環器内科学／北里大学メディカルセンター 循環器内科　**小野雄大**

チェックシート 北里大学 医学部循環器内科学　診療講師　**南 尚賢**

❷ 1　北里大学 医学部循環器内科学　**橋本拓弥**

2　北里大学 医学部循環器内科学　助教　**前川恵美**

3　北里大学 医学部循環器内科学／小田原市立病院 循環器内科　医長　**飯田祐一郎**

4　北里大学 医学部循環器内科学／静岡市立清水病院 循環器内科　医長　**甲斐田豊二**

5　北里大学 医学部循環器内科学　助教　**岸原 淳**

6　北里大学 医学部循環器内科学　助教　**鍋田 健**

7　北里大学 医学部循環器内科学　助教　**石井俊輔**

チェックシート 北里大学 医学部循環器内科学　**橋本拓弥**

❸ 1　北里大学 医学部循環器内科学　助教　**及川 淳**

2　北里大学 医学部循環器内科学　**中村洋範**

3　北里大学 医学部循環器内科学　助教　**荒川雄紀**

チェックシート 北里大学 医学部循環器内科学　助教　**及川 淳**

第3章　さあ、カテ室に入ろう！

❶　**1**　北里大学病院 放射線科 IVRセンター　主任　平 幸恵

　　2　北里大学 医学部循環器内科学　根本照世志

　　3　北里大学病院 放射線科 IVRセンター　原田明日香

　　4　北里大学病院 放射線科 IVRセンター　石上美貴

　　チェックシート 北里大学 医学部循環器内科学　根本照世志

❷　**1**　北里大学 医学部循環器内科学　講師　下浜孝郎

　　チェックシート 北里大学 医学部循環器内科学　講師　下浜孝郎

❸　**1**　北里大学 医学部循環器内科学　講師／カテーテル主任／病棟主任　東條大輝

　　チェックシート 北里大学 医学部循環器内科学　講師／カテーテル主任／病棟主任　東條大輝

❹　**1**　北里大学 医学部循環器内科学　助教　石田弘毅

　　チェックシート 北里大学 医学部循環器内科学　助教　石田弘毅

❺　**1**　北里大学 医学部循環器内科学　助教　佐藤伸洋

　　チェックシート 北里大学 医学部循環器内科学　助教　佐藤伸洋

第4章　新しいカテーテル治療

　　1　北里大学 医学部循環器内科学　診療講師／医局長　深谷英平

　　2　北里大学 医学部循環器内科学　講師　目黒健太郎

　　3　東京大学 医学部先進循環器病学講座　特任講師　金子英弘

1章

カテ室に
入る前に
知っておこう

1章 カテ室に入る前に知っておこう

1 心臓カテーテル治療って何? どこまで治療ができるの?

北里大学 医学部循環器内科学 ● 柿﨑良太（かきざき りょうた）

カテーテル治療とは

表1 ● カテーテルで治療可能な疾患と治療法

疾患名		治療法
冠動脈疾患	狭心症 急性心筋梗塞	経皮的冠動脈インターベンション (percutaneous coronary intervention；PCI)
弁膜症	大動脈弁狭窄症	経カテーテル大動脈弁植込み術 (transcatheter aortic valve implantation；TAVI)
	僧帽弁狭窄症	経皮的僧帽弁裂開術 (percutaneous transvenous mitral commissurotomy；PTMC)
	僧帽弁閉鎖不全症	経カテーテル僧帽弁形成術
不整脈		高周波カテーテルアブレーション (radiofrequency catheter ablation；RFCA)
末梢動脈疾患		血管内治療 (endovascular treatment；EVT)

　心臓カテーテル治療とは、多くの場合に冠動脈に対するカテーテル治療〔（経皮的冠動脈インターベンション（PCI）〕を指しますが、広義にはカテーテルを用いた心疾患に対する治療全般を指します。
　カテーテル治療では、血管内に挿入されたカテーテルを用いて治療を行うため、多くの疾患を局所麻酔下で治療することができます。そのため、外科的治療に比べると患者さんの負担が少なく、低侵襲な手技で症状を改善することができます。治療技術やデバイスの進歩により、カテーテルで治療可能な心血管は多岐にわたります（表1）。

経皮的冠動脈インターベンション（PCI）とその歴史

PCIとは、心臓の筋肉を養う冠動脈の狭窄や閉塞に対するカテーテル治療です。局所麻酔を用いて橈骨動脈や大腿動脈にカテーテルを入れて、バルーンやステントを用いて内側から狭窄部位を広げる治療法であり（図1）、40年以上の歴史があります。現在では、有症状の狭心症や、心筋虚血による心機能低下、心不全、不整脈に対して、PCIが施行されます（表2）。

バルーンを用いたカテーテル治療（POBA）

バルーンを用いたカテーテル治療は、1977年にドイツ人の循環器医であるGruentzigによって初めて覚醒下のヒトに施行され、経皮的冠動脈形成（percutaneous transluminal coronary angioplasty；PTCA）とよばれました。しかし、バルーンによる拡張（plain old balloon angioplasty；POBA）では血管壁の

1章 カテ室に入る前に知っておこう

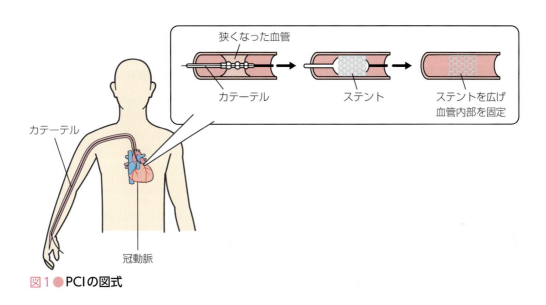

図1 ● PCIの図式

表2 ● PCIの適応

①内科的治療にも関わらず狭心症状を有する冠動脈狭窄
②心筋の虚血が証明された冠動脈狭窄
③不安定狭心症
④急性心筋梗塞の初期治療
⑤PCI後の再狭窄
⑥冠動脈狭窄に伴う心不全
⑦心筋虚血に由来する不整脈

解離や再狭窄を引き起こし、高頻度に発生する急性期冠動脈閉塞や慢性期再狭窄が問題となりました。

金属ステントを用いたカテーテル治療（BMS）

これを克服するために金属ステント（bare metal stent；BMS）を用いたカテーテル治療が開発され、1992年に世界で初めて臨床応用されました。POBAに比較して、ステント留置は慢性期再狭窄率を抑制することが示されましたが、留置したステントに血栓が付着し冠動脈を閉塞するステント血栓症（stent thrombosis）は依然として大きな問題となりました。これを予防するためにさまざまな抗血栓療法が試みられ、抗血小板薬2剤併用療法（dual antiplatelet therapy；DAPT）が確立されました。

また、BMSを用いた治療では血管の内膜増殖によって発生するステント内再狭窄（in-stent restenosis；ISR）が問題となり、15〜30％程度の患者さんで再治療が必要でした。これを克服するため、2000年には内膜の増殖を抑制するための薬剤が塗布されている薬剤溶出性ステント（drug eluting stent；DES）が臨床応用され、再狭窄率を大幅に低下させました。

治療方法の発展によって、PCIはより安全で低侵襲に行える治療となっています。PCIは患者さんの症状を改善し、QOLを向上する有用な治療の一つです。

1章 カテ室に入る前に知っておこう

2 カテのアプローチには どんなものがあるの?

IMSグループ 医療法人社団 明芳会 横浜旭中央総合病院 循環器内科 ● 佐藤 陽 (さとう あきら)

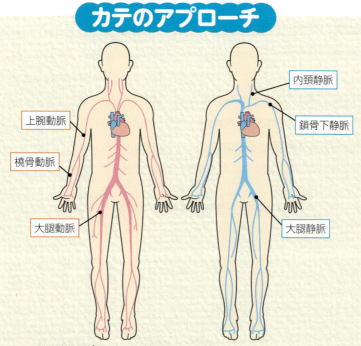

図1 ● 穿刺アプローチに使用する血管

表1 ● 主な心臓カテーテルの種類

動脈系（左心系）	静脈系（右心系）
冠動脈造影 左室造影 大動脈造影 経皮的冠動脈インターベンション（PCI） 経カテーテル的大動脈弁植込み術（TAVI） 大動脈内バルーンパンピング（IABP） カテーテルアブレーション　など	スワン・ガンツカテーテル ペースメーカー留置術（恒久・体外） バルーン肺動脈形成術（BPA） カテーテルアブレーション　など

　ひとくちに心臓カテーテルといっても、その検査や治療の目的によっていくつもの種類があります。種類によって、アプローチ（血管穿刺部位）も異なってきます。アプローチは、主に動脈系（左心系）と静脈系（右心系）に分けることができます（図1）。表1に主な心臓カテーテルと、右心系、左心系どちらのアプローチが必要かを示します。

主な心臓カテーテルとアプローチ部位

冠動脈、大動脈弁、大動脈は左心室〜大動脈に連なっているため、動脈からのアプローチが必要となります。肺動脈やペースメーカー留置に必要な右心室、右心房は上下の大静脈に連なっているので、静脈系のアプローチが必要となります。カテーテルアブレーションは、治療対象の不整脈の種類や起源によって動脈系・静脈系両方のアプローチが必要となります。

また、同じ動脈系、静脈系であっても、目的によって使うカテーテルの種類や大きさが違うため、アプローチ部位も異なります（表2）。

動脈系アプローチ

動脈系は、ほぼすべてのアプローチ部位で検査・治療が行えますが、血管の太さの問題でTAVI（経カテーテル的大動脈弁植込み術）、不整脈のカテーテルアブレーション、IABP（大動脈内バルーンパンピング）などは大腿動脈のみのアプローチとなります（詳細は各項参照）。

また、近年では、合併症の少なさから経皮的冠動脈インターベンション（PCI）などは、

表2 ● アプローチ部位と使用する検査・治療

主なアプローチ部位　　　　　　　　　　　主な心臓カテーテル検査・治療	動脈系			静脈系		
	橈骨動脈（ラディアール）	上腕動脈（ブラキアール）	大腿動脈（フェモラール）	内頚静脈（ジャグラー）	鎖骨下静脈（サブクラ）	大腿静脈（フェモラール）
冠動脈造影、左室造影、大動脈造影、PCIなど	○	○	○			
経カテーテル的大動脈弁植込み術（TAVI）			○			
大動脈内バルーンパンピング（IABP）			○			
カテーテルアブレーション			○			○
スワン・ガンツカテーテル				○	△	○
恒久ペースメーカー植込み術					○	
体外ペースメーカー留置術				○	○	○
バルーン肺動脈形成術（BPA）				○		○

主に橈骨動脈（ラディアール）アプローチがより好まれています。他方、上腕動脈や大腿動脈は術後の出血や血管損傷、神経障害などの合併症が橈骨動脈よりも多いといわれています[1]（詳細は各項参照）。

静脈系アプローチ

静脈系アプローチ部位のほとんどは、「中心静脈」とよばれる大きな静脈を穿刺します。スワン・ガンツカテーテルや体外ペースメーカーは検査後も留置したまま病棟やICUへ戻ることもあるため、留置の際は術後安静度などの観点から内頸静脈がより好まれます。不整脈疾患に対するカテーテルアブレーションでは、複数の静脈にカテーテルを挿入することも珍しくありません（図2）。恒久ペースメーカーは一般に左前胸部（左鎖骨の下あたり）にジェネレーターを留置するため、鎖骨下静脈アプローチが一般的です。

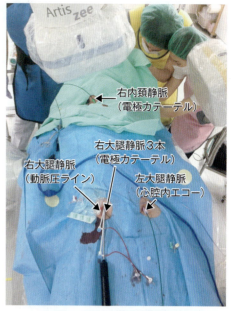

図2 ● 実際のカテーテル穿刺の様子（カテーテルアブレーション）
PCIなどでは通常1カ所のアプローチで行うことが多いが、カテーテルアブレーションやTAVIなどでは複数カ所を穿刺することが一般的である

おわりに

このように、心臓カテーテルのアプローチ部位は検査・治療の目的で大きく異なります。そのうえで、患者さんの年齢、体格、全身状態や精神状態と、それによる術後の安静度や穿刺する血管自体の状態（屈曲、閉塞、狭窄、動脈瘤）などから適切なアプローチ部位を決定します。

術前にカテーテルの目的、患者さんの状態をしっかりと把握しておくことが大切です。

《引用・参考文献》
1) Bazemore, E. et al. Problems and complications of the trans-radial approach for coronary interventions : a review. J Invas Cardiol. 17, 2005, 156-9.

1章 カテ室に入る前に知っておこう

3 カテ室の配置はどうなっているの？どんな機器が置いてあるの？

北里大学 医学部循環器内科学 ● 佐藤俊允（さとう としみつ）

カテ室とは？

カテーテル室（以下、カテ室）にはさまざまな機器が所狭しと置かれています。カテ室に配属されたら、まずは物の名前と場所を覚えましょう（図1）。ここではカテ室の機器がどのようものなのかを解説します。

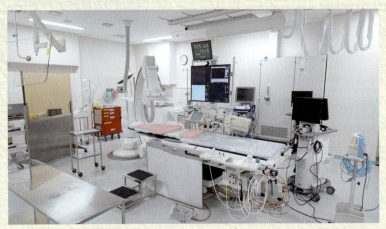

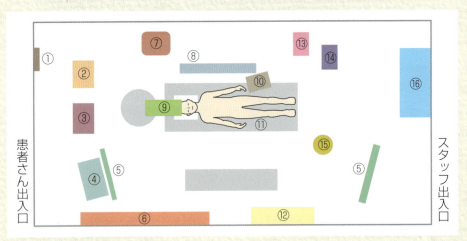

図1 ● カテ室の配置の一例
①酸素・吸引、②救急カート、③物品台、④パソコン台、⑤遮蔽板、⑥ステントおよびカテーテル収納棚、⑦除細動器、⑧天吊りモニター、⑨X線撮影装置、⑩オートインジェクター、⑪検査台、⑫点滴収納棚、⑬血管内超音波（IVUS）、⑭光干渉断層撮影装置（OCT）、⑮血圧計、⑯清潔手袋および術衣収納棚

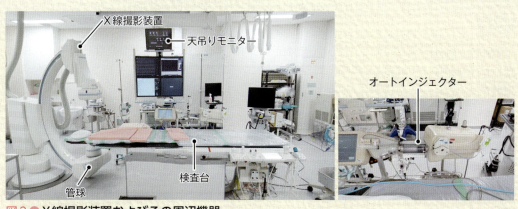

図2● X線撮影装置およびその周辺機器

X線撮影装置およびその周辺機器（図2）

　カテ室の中心に設置されています。患者さんには検査台の上に横になってもらい、検査や治療を行います。X線撮影装置は管球から放射線が出て、その画像がモニターに表示されます。モニターには心電図や血圧も表示されます。オートインジェクターは動脈造影のときに、造影剤を設定した注入量と速度で注入します。

看護師用記録机、パソコン、遮蔽板（図3）

　術中の記録を記載できる机や、患者さんの情報が確認できるようにパソコンが置かれており、その前には放射線を防ぐ遮蔽板があります。患者さんの表情や様子を確認できるように、患者さんの頭側に設置されています。

物品台および救急カート（図4）

　カテーテル中に使用するシリンジや穿刺針が収納されています。また、検査・治療中の心停止や高度な血圧低下などの急変に対応できるように、近くに救急用薬品や気管挿管の器具が入っている救急カートが用意されています。
　看護師が患者さんの様子を見ながら物品を取り出せるように、当院では頭側に置かれています。

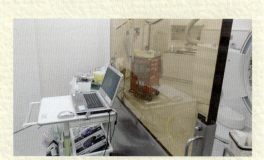

図3● 看護師用記録机、パソコン、遮蔽板

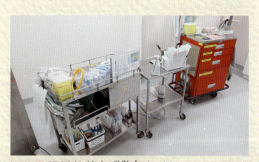

図4● 物品台および救急カート

血圧計（図5）

　患者さんの血圧や脈拍、モニター心電図を表示します。天吊りモニターにも血圧などは表示されますが、それとは別にもう1台あります。血圧計は頭側にいる看護師から見やすいように、足側に置かれています。

ステントおよびカテーテル収納棚（図6）

　検査および治療で使用するステントやカテーテルを収納しています。ステントやカテーテルは直径や長さにさまざまな種類があります。医師にステントやカテーテルを渡すときは、直径や長さに注意しましょう。

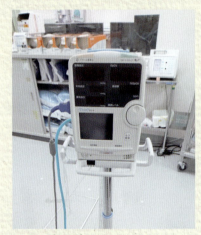

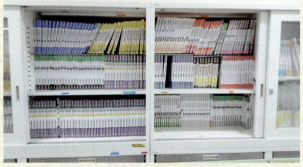

図6●ステントおよびカテーテル収納棚

図5●血圧計

除細動器（図7）

　カテーテル検査および治療中は、常に致死性不整脈のリスクがあります。そのため、カテ室には除細動器が設置されています。緊急時にはすぐに使えるようにしましょう。

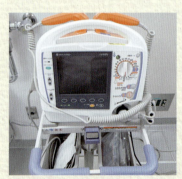

図7●除細動器

補助循環装置（図8）

カテ室内に大動脈内バルーンパンピング（intra-aortic balloon pumping；IABP）や経皮的心肺補助装置（percutaneous cardiopulmonary support；PCPS）が常備されている場合もあります。これらは患者さんの循環動態が不安定なときに使用します。

その他（図9）

カテ室には、上記以外にもいろいろな機器や物品が置かれています。カテ室に配属されたら、しっかりと物の名前と場所を覚えましょう。

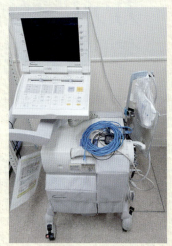

図8 ● IABP

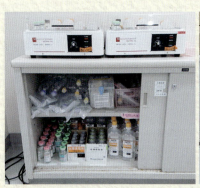 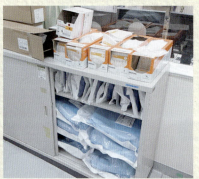

図9 ● 点滴収納棚と清潔手袋・術衣収納棚

《引用・参考文献》
1) 伊苅裕二編. インターベンション医必携：PCI基本ハンドブック. 東京, 南江堂, 2017, 318p.
2) 横井良明ほか. 新人ナースのためのまるわかり心臓カテーテル看護：これならわかる！カテ室の基本＆動きかた. 大阪, メディカ出版, 2014, 142p.
3) 粟田政樹ほか編. はじめての心臓カテーテル看護：カラービジュアルで見てわかる！. 大阪, メディカ出版, 2013, 135p.
4) 高橋利之監訳. 心臓カテーテルハンドブック. 第3版. 東京, メディカル・サイエンス・インターナショナル, 2012, 528p.
5) 平山篤志編. 心臓カテーテル室スタッフマニュアル. 改訂第2版. 東京, 中外医学社, 2013, 209.
6) 及川裕二編. これから始めるPCI. 東京, メジカルビュー社, 2013, 235p.
7) 御厨美昭. 図説・心臓カテーテル法：冠動脈・左室造影とカテーテルインターベンション. 改訂版. 大阪, 医薬ジャーナル社, 2000, 126p.
8) 加藤修ほか編. 冠動脈インターベンション. 東京, 南江堂, 2004, 569p.

1章 カテ室に入る前に知っておこう

4 カテに参加するスタッフは誰？多職種連携でのナースの役割は？

北里大学 医学部循環器内科学 ● 村松裕介（むらまつ ゆうすけ）
北里大学病院 放射線科IVRセンター　主任 ● 平 幸恵（たいら ゆきえ）

カテに入るスタッフ

　病院のスタッフはカテーテル室を"カテ室"と省略して呼ぶことが多いです。そんなカテ室には多くのスタッフが存在し、それぞれがカテ中に大切な役割を担っています。心臓カテーテル検査・治療は、冠動脈または心房室内にカテーテルを留置するため、X線の使用と医療機器によって心機能を測定することが不可欠です。また、不整脈治療においては、不整脈の解析、アブレーションのアシスタントが必要です。よって、施行する医師のみならず、診療放射線技師、臨床工学技士（clinical engineer；CE）による、患者さんの間接的な介入が必要です。そして検査・治療の介助や、患者さんが安全・安楽に受けられるようケアする看護師の4つの職種が必要です。
　このように、1人の患者さんに対し共通の目的をもって、それぞれの立場から役割を果たしていくのがチーム医療であり、チーム医療こそが安全な医療につながります。
　ここでは、そのスタッフとそれぞれの役割を説明していきます。

看護師

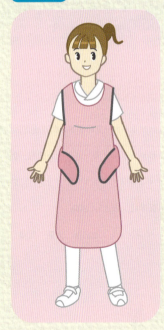

　看護師の仕事は、患者さんのカテ室の入室と退室確認、患者さんに対する声かけ、カテ中に使用する薬やデバイスの準備など、多様です。
　なかでも大切なのは、手術室と違いカテ室には麻酔科医がいないため、患者さんのバイタルサインの確認は、清潔野から離れられず、手技をしている医師に代わり、看護師が主に行うことです。
　ほとんどの手技は全身麻酔ではないため、カテ中、患者さんは覚醒しており、不安を取り除くために声かけをすることも大切です。

1章 カテ室に入る前に知っておこう

臨床工学技士

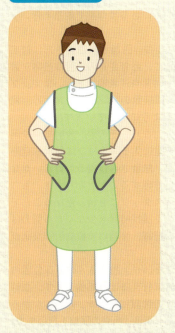

臨床工学技士は、主に造影室の外で業務を行います。心臓カテーテル検査・治療は医療機器がなくては成り立ちません。

カテ室には多くの機器が設置されており、それらは常に正常に作動することが求められています。カテ室での治療は命に直結する手技であり、突然の機器トラブルが起こり、患者さんの命に関わることはあってはなりません。もちろん、トラブルが起こることもありますが、それを未然に防ぐために日々、機器のメンテナンスや、起きた場合の緊急対応をしているのが臨床工学技士です。安全に行えるように異常を早期発見するため、心電図波形、動脈圧などに注意し、データの記録など、医師のアシスタントを行います。そのため施行中はACT（activated coagulation time：活性凝固時間）のコントロールや、PCIに関わるOCT（optical coherence tomography：光干渉断層法）、IVUS（intravascular ultrasound：血管内超音波）、ロータブレーター、エキシマレーザなどの血管内の測定や治療の補助など、アシスタントとしては重要です。

ときに、生命維持装置（IABP、PCPS）を使用する際も、機器の設定や調整といった役割を担っています。また、日常使用する輸液ポンプや生態モニター管理など、医療機器のメンテナンスも重要な役割です。臨床工学技士により、カテーテル検査、治療時に使用される機器デバイスがスムーズに使用でき、より高度な医療が患者さんに提供されています。

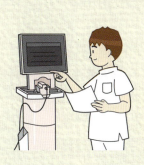
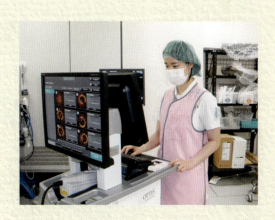

診療放射線技師

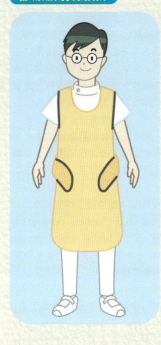

　診療放射線技師は造影室の外にある操作室で業務を行います。
　役割には大きく2つあり、1つは医療者、患者さんに対する放射線被曝防護です。そして、患者さんの放射線被曝が最小限で済むように、医師への助言や注意喚起を行います。プロテクターの管理も担い、X線装置のメンテナンスなど、常に安全に検査・治療が行えるように努めています。
　カテ中には必ず透視が必要になり、その際、放射線が使用されることとなります。カテ室に入るスタッフは放射線遮断のため防護服を着ていますが、患者さんは着るわけにいかないので、透視時間のぶんだけ被曝することとなります。もちろん1日に何件もカテを行うスタッフにも積み重なることで被曝量は増えるため、なるべく透視時間を少なくする努力は必要であり、その放射線量の記録、管理は診療放射線技師が行っています。
　もう1つは、撮影に支障がないか、患者さんの臥床位置の調整など、検査・治療が的確に行えるよう準備します。血管や心房室内にカテーテルがどの位置にあるか、確認しながら医師が検査・治療しやすいよう画像、画面の調整を行います。
　放射線の使用は、医師を除けばコメディカルでは診療放射線技師のみに許される行為であり、その役割は重要です。もちろん、放射線診断装置を主に操作、管理を行うのも診療放射線技師です。

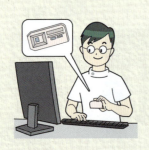

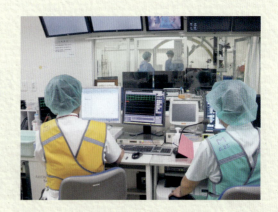

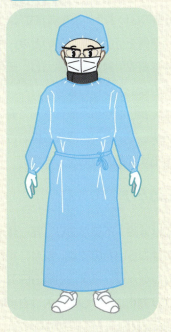

医師

医師は患者さんの状態を把握し、カテーテルの手技を行っていきます。カテーテルを行う際には清潔操作が必須なので、清潔なガウン、手袋、マスク、帽子をまとい、カテーテル手技の準備を行います。目の前の患者さん以外にも、モニターでの心電図や画像所見、バイタルサインを確認しながら手技を行っていくため、その場から離れることができません。前述したように、ほかのスタッフの協力を得て、初めてカテーテル手技を完遂することが可能となります。

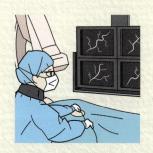

　カテ室のスタッフの役割について説明しましたが、実際はそれぞれの役割をスタッフ間で補うこともあります。看護師が忙しいときは医師が薬の準備を行い、臨床工学技士が忙しいときは診療放射線技師が機械のセッティングをすることもあります。小さな病院では人数不足が多々起こり、スタッフ間の協力がさらに重要になります。

　カテ室には多くの職種が存在し、それぞれが自分の役割を果たすことで、カテーテル検査・治療を安全に、円滑に進められるのです。

看護師の役割

4つの大きな役割があります。

患者さんの入退室のコーディネート

1日に数件（当院では8件前後）の検査・治療が行われます。入室や退出の時間がかかるとそのぶん患者さんを待たせることになります。

予定時間が遅れることや準備不備で検査・治療の開始に滞りが発生することにより、患者さんの不安や緊張は増します。患者さんはできれば「早く終わりにしたい」という思いにあります。そのため、病棟側が慌てず出棟準備ができる時間を確保し、スムーズに出棟できるようにすることです。当院では出棟準備コールを行い、出棟できる準備を行ってもらえるようにしています。その間に患者さんの心構えを整えることができます。

そして、出棟したときはできるだけ緊張しないよう、ゆとりをもった態度で出迎えることです。

また、終了後は緊張がほぐれるときです。家族の待つ病棟へ早く帰室し休めるよう、患者さんの待ち時間が少なくなるよう配慮しましょう。

検査・治療の介助

カテーテル検査・治療に必要な物品を準備し、その一方でバイタルサインを測定できる準備や、苦痛のないよう体位を調整するなど、患者さんの準備を行います。このとき、臨床工学技士や診療放射線技師と協力し、その立場から問題のないようにします。

開始後は記録しながら、患者さんに変化がないかを観察していき、医師から指定されたデバイスを出すなどの介助をします。

患者さんのケア

患者さんは緊張・不安があり、同一体位で動けないのはつらいものです。安楽にすることは安心につながり、検査・治療も円滑に進むことになります。こうした介入は看護師の大きな役割です。

物品・薬品管理

デバイスは不可欠ですが、数多い種類とサイズがあり、適応に合わせ選択されます。施設によって、請求方法が異なり、デバイスの専門業者やメーカーとの関わりも必要になります。欠品にならないよう常に確認しておきましょう。

薬品においても同様です。カテーテルを血管内に挿入するための準備に必要な生理食塩水、ヘパリンや検査・治療に用いる薬剤がなくてはなりません。そして、緊急対応に必要な薬剤もあります。必要頻度が低いからといって油断せず、常備しておくことが重要です。

1章 カテ室に入る前に知っておこう

5 知っておくべき心臓の解剖と冠動脈の解剖は？

北里大学 医学部循環器内科学 ● **堀口 愛**（ほりぐち あい）

心臓と冠動脈の解剖

心臓の解剖

　心臓は胸郭内にある縦隔に位置し、正中よりやや左に偏移しています（図1）。大きさは握りこぶし大で、重量は成人で200〜300gです。

　心臓は心筋でできており、これが収縮し全身に血液を送り出すポンプの役割をしています（図2）。心筋は不随意筋で、自らの意志で収縮や弛緩をコントロールすることはできません。

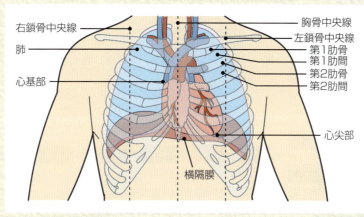

図1 ● 心臓の位置

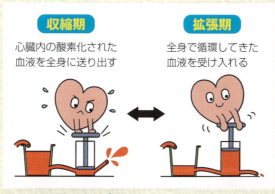

図2 ● 心臓のポンプ機能

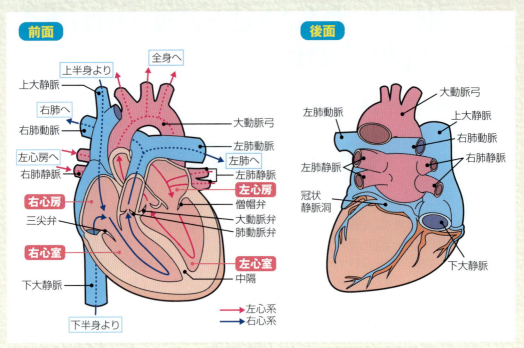

図3 ● 心臓の前面と後面

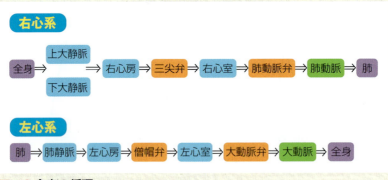

図4 ● 全身の循環

　心筋に加え、さらに血液逆流防止のための弁、心筋を栄養する冠動脈などから成り立っています。心筋と弁により、左心房、左心室、右心房、右心室の4つの部屋に分かれています（図3）。
　右心系は、全身で使われ二酸化炭素が多い静脈血を肺循環へ送ります。左心系は、肺で酸素化された動脈血を全身循環へ送ります。このように、心臓を起点として、全身に血液が循環しています（図4）。

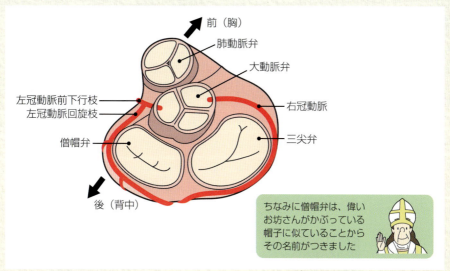

ちなみに僧帽弁は、偉いお坊さんがかぶっている帽子に似ていることからその名前がつきました

図5 ● 心臓弁

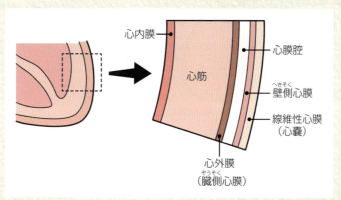

図6 ● 心筋

　図5は心臓を上から見たときの弁の位置です。僧帽弁は2尖ですが、ほかはすべて3尖から成り立っています。
　心臓は心嚢に包まれています。臓側心膜と壁側心膜から成り、この中に20〜50mLの心嚢液が入っています（図6）。心嚢液があることで、心臓の収縮や拡張が円滑に行われています。

冠動脈の解剖

　心臓を栄養している血管が冠動脈です（図7）。大動脈弁直上の、大動脈の基部にあるバルサルバ洞という膨らみから、右冠動脈と左冠動脈が始まっています。左冠動脈は、主幹部からさらに前下行枝と回旋枝の2本に分かれます。約30％の人に、前下行枝と回旋枝の間にもう1本、高位側壁枝（high lateral branch）とよばれる枝があります。

　それぞれが栄養する領域は図8のようになります。右冠動脈はさらに、洞結節や房室結節も栄養しています。

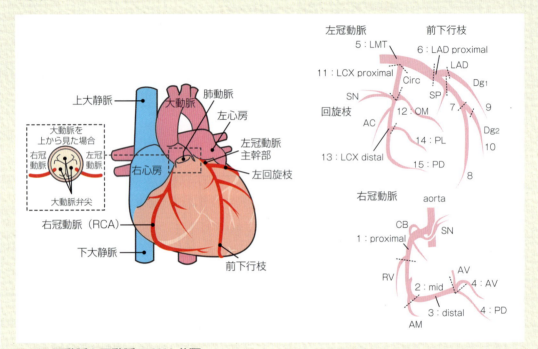

図7 ● 冠動脈と冠動脈のAHA分類
LAD：左前下行枝、LCX：左回旋枝、RCA：右冠動脈、LM：左主幹部、SP：中隔枝、Dg：対角枝、OM：鈍縁枝、SN：洞結節枝、CN：円錐枝、RV：右室枝、AM：鋭縁枝、PD：後下行枝、PL：後側壁枝

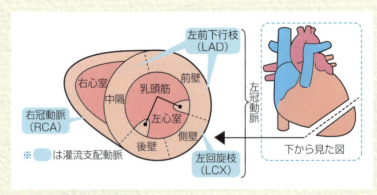

図8 ● 冠動脈の支配領域

血管の走行にはかなりの個人差があります。特に、下後壁領域は60％の人が右冠動脈優位となりますが、30％の人は左冠動脈回旋枝優位で、残り10％はその両方の支配を受けています。

ちなみに、冠動脈はほかの動脈と同じように、内膜・中膜・外膜の3層構造をとっています（図9）。血管内皮細胞が内膜を覆っているため、血球が血管壁にくっつかないようになっています。

刺激伝導系

心筋の収縮を指示しているのが、刺激伝導系です（図10）。

洞結節はペースメーカー細胞ともよばれ、右心房の上方にあります。会社でいえば社長、病院でいえば院長のポジションの司令塔です。

房室結節は心房と心室の収縮の時間調整を行っています。

電気の興奮はヒス束、右脚、左脚、プルキンエ線維を通って作業心筋、つまり心室に伝わり、心室が収縮します（図11）。

1章 カテ室に入る前に知っておこう

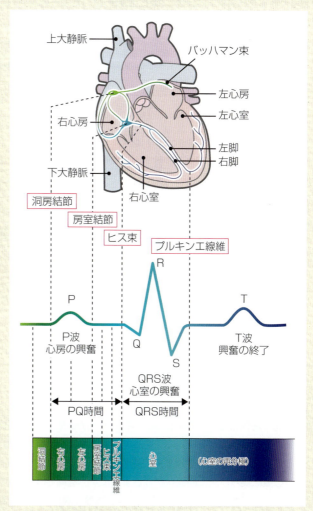

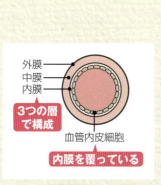

図9● 冠動脈断面

図10● 刺激伝導系

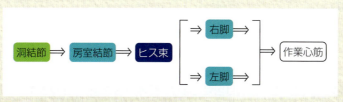

図11● 刺激伝導系の電気的興奮の流れ

HEART nursing 2018 秋季増刊 ＊ 29

1章 カテ室に入る前に知っておこう

6 知っておくべき全身の循環は？カテが全身に与える影響は？

北里大学 医学部循環器内科学 ● **藤田鉄平**（ふじた てっぺい）

心臓の役割と循環

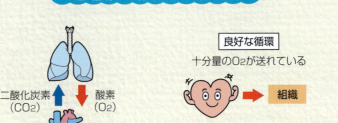

図1 ● 循環とは

　心臓は血液を送るポンプのような臓器です。では、そもそも何のために心臓は血液を送っているのでしょうか？

心臓の役割（図1）

　生物が活動していくためには、エネルギーが必要です。心臓の役割は、エネルギーを生み出す材料である酸素（O_2）を組織に供給し、エネルギーの副産物である二酸化炭素（CO_2）を組織から除去することです。
　このために、心臓は血液を肺に送ることで、血液にO_2を取り込みます。O_2を多く含んだ血液（動脈）は、心臓に戻り、次に組織へ送り込まれます。組織ではO_2が供給されながら、CO_2が血液に取り込まれます。CO_2を多く含んだ血液（静脈）は、再度心臓に戻り、再度肺へ送り込まれます。肺では呼吸によって血液から体外へCO_2が排出され、O_2は血液へ取り込まれます。

循環不全とは

　循環器内科医は、「循環が保たれている」というセリフをよく使います。この意味は、「心臓が、組織が欲している十分量のO_2を、血液を介して送れている」ということです。そして、不十分にしか送れていない状況を循環不全とよびます。
　循環不全の状態が続くと、生命維持は困難となり、最悪の場合は死に至ります。そのため循環不全に陥った際のサインには常に気を配る必要があります。

循環の構成要因

循環は血圧、心拍出量そして血管抵抗値から成り立っています（図2）。

心拍出量は心臓が1分間に拍出する血液量のことであり、心臓が1回で出せる拍出量と1分間の心拍数を掛けたものです。

血管抵抗値は血管内の血流に対する障害の大きさを意味しています。緊張や痛みなどにより交感神経が興奮し、血管の収縮が生じると、抵抗値は増大します。一方で、血管拡張薬などの薬の投与により、血管が弛緩すると、抵抗値は低下します。

血圧は心拍出量と血管抵抗値のバランスによってコントロールされているため、血圧が低下した場合は、何らかの原因で心拍出量が低下したか、血管抵抗値が下がったためと考えられます。

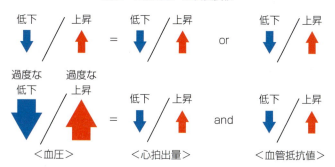

図2 ● 循環の構成要因

循環の評価指標

血圧は一般病棟などでも測定が可能な、循環動態の評価指標です。収縮期血圧90mmHg以下はショックの指標としてとらえられており、循環不全に陥っている可能性が高い危険な状態です。

一方で、心拍出量や血管抵抗値は、スワン・ガンツカテーテルを用いた心臓カテーテル検査を行うことによって測定が可能となります。正常心臓の安静時心拍出量は4〜6L/minといわれていますが、心臓カテーテル検査を行う一部の患者さんでは、心臓の機能が低下しており、正常心拍出量より少ないことがあります。フォレスター分類では、心拍出量を体表面積で除した心係数が2.2L/min/m^{2}以下

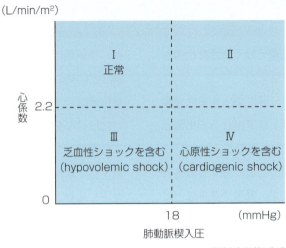

図3 ● フォレスター分類

の患者さんを重度の低心機能患者として定義しており（図3）[1]、専門的な治療が必要となります。

カテーテル検査における循環への影響

カテーテル検査時にはさまざまな身体や心臓への侵襲が加わるために、全身の血行動態が大きく変動することがあります。

患者さんの状態

まず多くの患者さんは、カテーテル検査に対して不安や緊張を抱えていることが多いです。そのため普段よりも頻脈だったり、血圧が高くなっていたりすることがあります。

また、カテーテル検査は臥位で行っています。臥位の姿勢では、全身から心臓に返ってくる静脈血量が多くなり、心臓の負担が増えてしまいます。正常な心臓では問題はありませんが、重度の低心機能の患者さんの場合、心臓がこの負担に耐えられず、カテーテル検査中に心不全発作（呼吸困難やショックなど）を引き起こすことがあります。

薬剤

カテーテル検査で使用する薬剤も全身の循環に影響します。冠動脈造影検査で多く使用される硝酸薬（ニトロール®など）は、血管拡張作用を有します。そのため、投与した後に血圧が低下する場合があるため、もともと低血圧の患者さんに使用する際には注意を要します。

冠動脈への介入

最後に、心臓を扱うがゆえに、特に気をつけなければいけない状況があります。

心臓カテーテル検査や、経皮的冠動脈インターベンション（PCI）の最中に、冠動脈の血流が遮断されてしまうケースがあります。この場合、心筋は虚血の状態となり、心臓の収縮力は急激に低下してしまいます。そのため心拍出量が低下し、低血圧となり、時に心原性ショックという状態に陥ることがあります。

冠動脈の血流遮断を解除することにより、心筋の収縮力は回復し、ショックからも回復しますが、なかなか血圧が戻らない場合には、心筋の収縮力を上げ、血管収縮作用のあるカテコールアミン製剤が投与されます。それでも改善しない場合は、大動脈内バルーンパンピング（IABP）や経皮的心肺補助法（PCPS）といった補助循環装置を導入することがあります。

おわりに

ここでは全身の循環と、心臓カテーテルによる循環への影響を説明しました。血圧、心拍出量、血管抵抗値の3つのバランスを意識しながら、循環の状態を把握して、心臓カテーテル中に生じる循環の変動に対応できるようになってもらえると幸いです。

《引用・参考文献》
1) Forrester, JS. et al. Medical therapy of acute myocardial infarction by application of hemodynamic subsets（second of two parts）. N Engl J Med. 295（25）, 1976, 1404-13.
2) Hall, JE. ガイトン生理学. 原著第13版. 東京, エルゼビア, 2018, 1100p.
3) Baim, DS. Grossman's Cardiac Catheterization, Angiography, and Intervention. 7th. Philadelphia, Lippincott Williams & Wilkins, 2005, 992p.

1章

カテ室に入る前に知っておこう

1章 カテ室に入る前に知っておこう

7 カテ治療の前に行う検査には何があるの?

北里大学 医学部循環器内科学　講師 ● 小板橋俊美 (こいたばし としみ)

カテ治療の前に行う検査

- 血液検査
- 12誘導心電図
- 胸部X線検査
- 心エコー検査（心臓超音波検査）

検査の目的

　カテ治療の前に行う検査は、カテ治療前に把握しておきたい情報を得るために行います。すなわち、①カテ治療に際し、気をつけなければならないことはあるか、②カテ治療で起こりうる合併症に備えて、カテ治療前の状態はどうであったかを把握するためです。知りたい情報に合わせて、各術前検査で何をみるべきかを考えてみましょう。

カテ治療で必要な情報

カテ治療に影響すること

●全身状態

カテ治療では、造影剤や輸液を使用したり、一時的であれ、心臓を虚血（血が足りない）状態にさらしたりするため、心臓や全身に負担がかかります。緊急時には救命のためにカテ治療を優先しますが、緊急性が低ければ、より安定した全身状態でカテ治療に臨むのが理想的です。把握していなかった心臓以外の疾患や病態があれば精密検査をし、可能であれば治療をして、良い状態にしてからカテ治療を行います。

血液検査では貧血の有無や炎症反応を確認します。また、血小板数や凝固能異常は、カテ治療中の出血のリスクに関わりますし、術後には抗血小板薬の内服を継続しなければならないことも考慮し、術前に確認が必要です。

●腎機能

カテ治療では造影剤を使用します。腎機能障害があれば、カテ治療中に使用できる造影剤量が少なくなります。カテ治療による腎機能障害を最小限にするためにも、事前の把握が必要です。

●心機能・心不全の状態・合併心疾患

カテ治療は心臓に負担がかかります。もともとの心機能や心不全の状態により、カテ治療が心臓に与える影響は変わってきます。

極度に心収縮能が低下していたり、長時間の臥位に耐え難い心不全の状態では、カテ治療により容易に心不全増悪をきたします。

収縮能のみならず、合併する弁膜疾患の重症度も関与します。動脈硬化による冠動脈病変を有する高齢者では、大動脈弁狭窄症を合併する場合も少なくありません。重症例では血行動態の変化による病態への影響が大きいため、カテ治療にさらなる慎重さが求められます。

カテ治療で起こりうる合併症に備えて

●出血

カテ治療時に出血が問題となることがあります。もともとの貧血の有無や、術後のHb（ヘモグロビン）の低下の程度を評価するためにも、術前の数値の把握は必要です。

●急性心筋梗塞

カテ治療中に、冠動脈閉塞をきたし、心筋梗塞を起こす可能性もあります。急性心筋梗塞では、心電図の変化、CK（またはCPK）やLDHの上昇、梗塞部位の心筋収縮能の低下などがみられます。これらの変化が術前からあったものなのか、術後に生じたものなのかを判断するためにも、術前の情報を確認しておく必要があります。

●心タンポナーデ

心膜液が増加し、心膜腔内の圧の上昇により心室の拡張が阻害され、心拍出量が低下する病態を心タンポナーデといいます。カテ治療中では、冠動脈穿孔などで合併します。

心エコー図検査で、心膜液の貯留と右心室の虚脱（拡張期に十分広がることができない）の所見を認め、診断されます。心膜液は通常

1章 カテ室に入る前に知っておこう

でも少量貯留していることもあるので、術前の心膜液の有無と量を確認しておくことによって、心膜液の貯留が新規に生じたものなのかどうかを判断できます。

● 心不全増悪

カテ治療後に心不全増悪をきたす可能性があります。必要に応じてIABPによる補助循環を考えたとき、重症大動脈弁逆流があれば使えません。事前に確認しておく必要があります。

呼吸状態が悪化した際にもともと肺疾患があったのか、心不全の状態が悪かったのか、胸部X線で術前の病態を把握しておくことも重要です。

心エコー図検査で、血行動態指標を把握していれば、術前後の変化を評価することができます。

カテ治療前に行う検査

血液検査（表1）

患者さんの全身状態を大まかに把握できる検査です。代表的な項目の見かたとして、以下の点などを確認します。

- 貧血：Hb（ヘモグロビン）↓
- 出血傾向：Plt（血小板数）↓、INR（凝固系）↑
- 腎機能障害：BUN（尿素窒素）↑、Cr（クレアチニン）↑

表1 ● カテ治療の前に行う血液検査の見かた（特に注目すべき項目）

	項　目	反映する主な指標や病態	簡単な一般的な解釈
血　算	WBC	炎症反応・血液疾患など	上昇していれば炎症がある。急性心筋梗塞時にも上昇
	Hb	貧血・血液疾患など	低下していれば貧血
	Plt	止血機能	低下していれば止血機能低下
凝固系	INR	凝固異常	延長していれば凝固能低下。ワーファリン内服時など
生化学	BUN	腎機能障害・脱水・消化管出血	上昇していれば腎機能障害（Crと乖離し、単独の上昇があれば脱水・消化管出血を疑う）
	Cr	腎機能障害	上昇していれば腎機能障害
	CK	心筋逸脱酵素・骨格筋	心筋梗塞で上昇（ただし、筋疾患でも上昇）
	トロポニンT	心筋逸脱酵素	心筋梗塞で上昇（ただし、腎機能障害があると軽度上昇）
	CRP	炎症反応	上昇していれば炎症がある
内分泌	BNP	心負荷	上昇していれば（100以上）有意な心不全状態

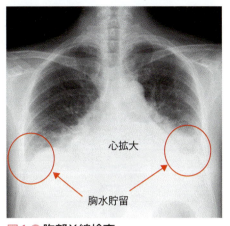

図1 ● 胸部X線検査
心拡大と両側の胸水貯留を認める

表2 ● カテ治療の前に行う心エコー検査の見かた（特に注目すべき項目）

確認すべき項目	レポートの記載例	解釈
左室収縮能	LVEF（左室駆出率）	55％以下が低下
壁運動異常	hypokinesis、akinesis	壁運動低下、無収縮
心膜液の有無	心膜液（心嚢液）、pericardial effusion	
弁膜症	AS（エーエス） AR（エーアール） MR（エムアール）	大動脈弁狭窄 大動脈弁逆流 僧帽弁逆流

弁膜症の重症度は、軽症（mild）、中等症（moderate）、重症（severe）で記載される

- 炎症：WBC（白血球数）↑（超重症な場合は逆に↓）、CRP（C反応性蛋白）↑
- 心不全の状態：BNP（脳性ナトリウム利尿ペプチド）↑

12誘導心電図

虚血性心疾患においては、主にリズム（不整脈の有無）とQ波の有無、ST-T変化を確認します。心筋虚血は、波形の変化として現れるので、カテ治療前の心電図波形を記録しておくことが重要です。

胸部X線検査（図1）

心陰影の拡大は、心臓自体が大きい場合と心膜液が貯留している場合があります。肺野や肺血管陰影から肺うっ血の程度を評価できます。胸水の有無、肺疾患の有無も把握することができます。

臥位では評価できない項目もあり、読影時には撮影条件を確認する必要があります。

心エコー検査（心臓超音波検査、表2、図2）

胸壁に超音波（プローブ）を当てて画像を

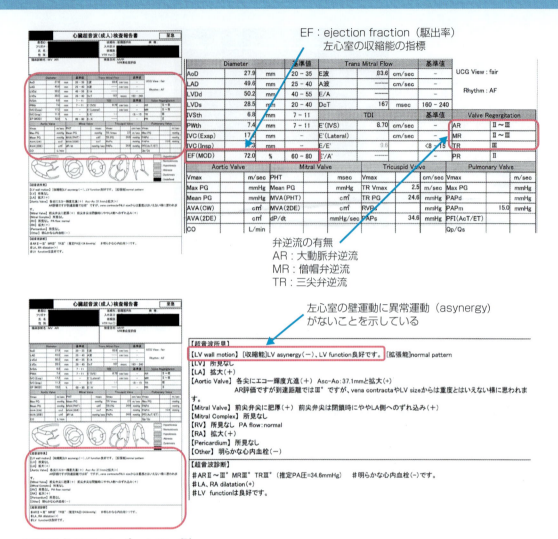

図2 ● 心エコーレポートの一例

描出し、非侵襲的に心臓を評価する検査です。実に多くの情報を得られますが、大きく3つに分類し、①形態、②機能、③血行動態指標（血流速度からの推定）を評価することができます。

具体的にカテ治療に重要な項目を挙げると、左室収縮能、壁運動異常、心膜液貯留の有無、弁膜疾患の有無と重症度評価です。

血行動態指標については、理解と評価がやや難しいため、専門書を確認してください。

1章 カテ室に入る前に知っておこう

8 冠動脈造影の簡単な見かたは?

北里大学 医学部循環器内科●加藤彩美（かとう あやみ）

冠動脈造影とは

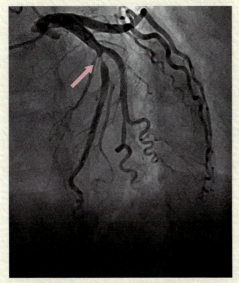

図1 ● IHD
左前下行枝に狭窄（→）を認める

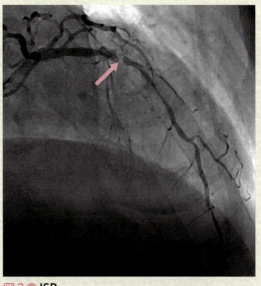

図2 ● ISR
左前下行枝にステント内狭窄（→）を認める

　冠動脈造影検査（coronary angiography；CAG）では冠動脈をさまざまな角度から観察し、虚血性心疾患（ischemic heart disease；IHD）の診断（図1）や、ステント留置部位の再狭窄（in-stent restenosis；ISR）の評価（図2）を行います。

　冠動脈は心臓の表面を走行し、常に心臓の拍動とともに動いているので、静止画での評価は困難です。また、冠動脈は3次元の構造をもつため、ある方向からは正常に見えても別の方向から見ると狭窄がある、ということもあります。そのため、可能な限り上下左右さまざまな方向から、複数回の動画を撮影して慎重に評価する必要があります。

左冠動脈造影

左冠動脈（left coronary artery；LCA）は、左主幹部（left main trunk；LMT）から左前下行枝（left anterior descending coronary artery；LAD）と左回旋枝（left circumflex coronary artery；LCX）に分岐し、走行します。左前下行枝は心臓前壁部を、左回旋枝は心臓後側壁を走行します。この2本の血管の走行が異なるため、左冠動脈病変の評価には、4方向もしくはそれ以上から観察します。

左前下行枝

左前下行枝を観察するには、主に頭側（cranial；CRA）から撮影します。そして正面像（straight view）だけでなく、左前斜位像（left anterior oblique position view；LAO）、右前斜位像（right anterior oblique position view；RAO）と条件を追加し撮影します。

●LAO 30°、CRA 30°（図3）
- 左前下行枝本幹と対角枝（#9）の分離が良好。
- 左前下行枝、左回旋枝の末梢も観察可能。
- 左前下行枝本幹と対角枝（#9）の分離をより良くするには、LAO側への振り角を大きくすると、より分離が広くなる。その際は、術者の足元から出てくる装置にも注意が必要である。

●RAO 30°、CRA 30°（図4）
- 左前下行枝を観察できる。
- 左前下行枝近位部と左回旋枝が重なっているのを見やすくするために用いられる。

左回旋枝

左回旋枝を観察するには、主に尾側（caudal；CAU）から撮影します。そして正面像だけでなく、左前斜位像（LAO）、右前斜位像（RAO）の条件を追加し撮影します。

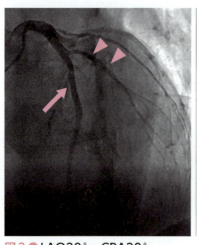
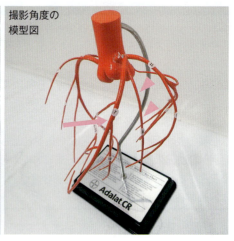

図3 ●LAO30°、CRA30°
左前下行枝（→）および#9対角枝（▶）

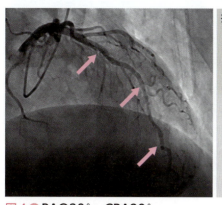 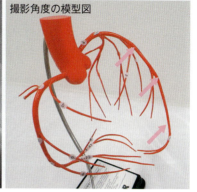

図4 ● RAO30°、CRA30°
左前下行枝（➡）

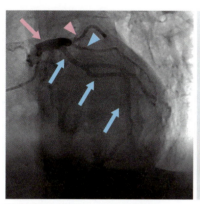 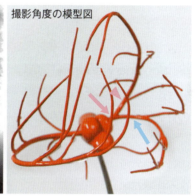

図5 ● LAO30°、CAU30°
左主幹部（➡）から左前下行枝（▶）および左回旋枝（➡）が分岐している。高位側壁枝（▶）も認める

● LAO 30°、CAU 30°（図5）

- 左主幹部と左前下行枝起始部（#6 just-proximal）、左回旋枝起始部（#11 just-proximal）の分離が良好。
- この角度は撮影像がクモの脚のように見えることから、スパイダービュー（spider view）といわれている。
- 心臓の形には個人差がある。同じ角度で装置を振っても、3つの枝（LMT、#6、#11）をしっかり分離するには、個々の心臓の形により違いが生じる。
- 左主幹部だけでなく、患者さんによっては左前下行枝と左回旋枝の間に、もう1本分岐している場合がある。この3本目の枝を、高位側壁枝（high lateral branch；HL）といい、このLAO-CAUで観察できる。

● RAO 30°、CAU 30°（図6）

- 左回旋枝（LCX #11〜#15）を中心に観察する。
- 左前下行枝の起始部（#6 proximal）の狭窄の評価も観察可能。
- 高位側壁枝の観察も可能。

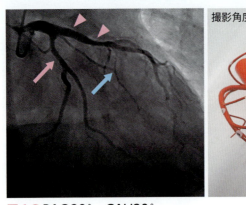

図6 ● RAO30°、CAU30°
左回旋枝（→）および左前下行枝近位部（▶）、高位側壁枝（→）も認める

右冠動脈造影

右冠動脈（right coronary artery；RCA）は心臓の下壁側を走行します。そのため、血管病変の有無の評価には、主に3方向から観察します。

● LAO 50°（図7）
- 右冠動脈全体が観察可能。
- 右冠動脈へカテーテルを挿入する際にも使用される。

● LAO 30°、CAU 30°（図8）
- 右冠動脈の末梢である＃3〜＃4AV、＃4PDの分離が明瞭。
- 右冠動脈末梢の分離に適しているが、右冠動脈起始部である＃1、＃2の分離には適していない。

● RAO 30°（図9）
- 右冠動脈起始部である＃1、＃2の分離が良好。
- 右冠動脈末梢である＃3、＃4AV、＃4PDは重なり合ってしまうので、それらの観察には適していない。

冠動脈バイパスグラフト造影

冠動脈疾患（狭窄あるいは閉塞）を伴い、自己の冠動脈だけでは心臓への十分な血流が保持されない場合、冠動脈バイパスグラフト手術（coronary artery bypass grafting；CABG）が施行されます。CABG術後の患者さんには治療部位評価のためのグラフト造影が行われます。

グラフトには大きく分けて静脈グラフトと動脈グラフトの2種類があります。ここでは、よく使用される大伏在静脈グラフト、左右内胸動脈グラフトについて概説します。

静脈グラフト

下肢の静脈である大伏在静脈を採取し、こ

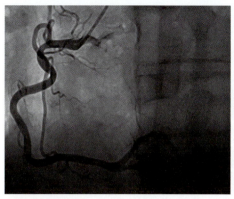
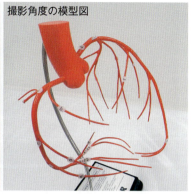

図7 ● LAO50°
右冠動脈

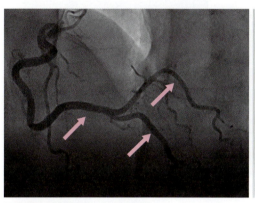
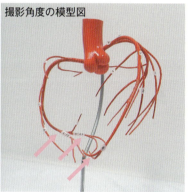

図8 ● LAO30°、CAU30°
右冠動脈末梢（➡）

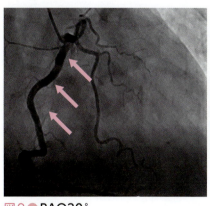
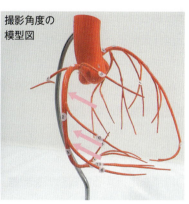

図9 ● RAO30°
右冠動脈起始部（➡）

1章 カテ室に入る前に知っておこう

HEART nursing 2018 秋季増刊 ＊ 43

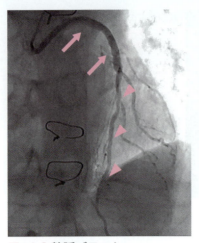

図10 ● 静脈グラフト
大伏在静脈（➡）を左前下行枝（▶）に吻合している。本症例ではマーカーはない

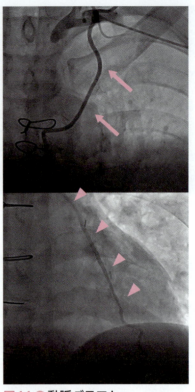

図11 ● 動脈グラフト
左内胸動脈（➡）を左前下行枝（▶）に吻合している

れをグラフト（saphenous vein graft；SVG）として上行大動脈と目的の冠動脈へ吻合します（図10）。上行大動脈とグラフト吻合部には、手術の際にマーカーとよばれる印を付けていることがあり、カテーテル造影検査の際、吻合部の位置を示す指標となります。

動脈グラフト

両側肋骨の内部を走行する内胸動脈を剥離し、これをグラフトとして、その末梢側を冠動脈に吻合します（図11）。最も長期開存率が高いため、よく用いられます。左内胸動脈（left internal thoracic artery；LITA）と右内胸動脈（right internal thoracic artery；RITA）があります。

1章 カテ室に入る前に知っておこう

9 補助循環って何？

北里大学 医学部循環器内科学　助教●柳澤智義（やなぎさわ ともよし）

補助循環とは

補助循環の目的

　機能障害を起こした心臓の代わりに、循環維持を行う目的や役割をもつものを総称して「補助循環」とよびます。薬物療法などの内科的治療（輸液や血管拡張薬、強心薬など）では循環維持が困難な心原性ショックを含む重症心不全時に、心臓の機能が元に戻るまで①全身臓器・組織への血流維持を図る、②心臓負荷を軽減させる、③冠血流を増加させ、心筋への酸素供給を増大させることを行います。一時的な心臓の代わりとして循環を維持させる役割もあります（図1）[1, 2]。

　これらの補助循環は、患者さんにとっての生命維持装置です。循環器疾患の急性期は急激な病状の変化が起こりやすく、生命予後に関わる場合が多く、刻々と変化する患者さんの状態を綿密に観察し、瞬時に正しい循環評価を行い、異常を早期に発見することが重要となります。患者さんの心機能と補助循環のメカニズムや機能を十分に理解して、効果が最大限に発揮できるようなマネジメントが必須です。

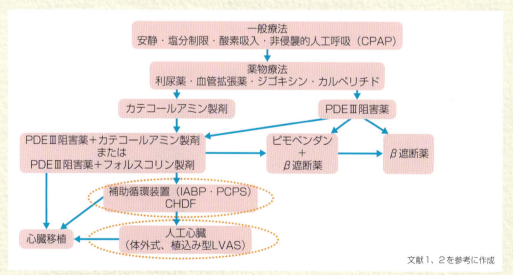

文献1、2を参考に作成

図1● 急性心不全患者さんにおける治療体系
CPAP（continuous positive airway pressure）：持続的陽圧呼吸
IABP（intra-aortic balloon pumping）：大動脈内バルーンパンピング
CHDF（continuous hemodiafiltration）：持続的人工透析
PCPS（percutaneous cardiopulmonary support）：経皮的心肺補助装置
LVAS（left ventricular assist system）：左心補助装置（left ventricular assist device；LVADともいう）

補助循環の種類と特徴

機械的補助循環には、2種類あります。
①**圧補助法**：心臓の収縮力を有効に利用する
②**流量補助法**：心臓のポンプ機能を補助・代行する

補助循環は、心臓への補助（左室機能の補助）の割合で使い分けます（表1）。

表1● 補助循環の使い分け

	IABP	PCPS、VA bypass、ECMO	Impella®	体外設置型VAS	体内植込み型VAS
種類	圧補助	流量補助	流量補助	流量補助	流量補助
効果	・左室後負荷の軽減	・両心室の前負荷の軽減 ・呼吸補助	・両心室の前負荷の軽減（日本での現時点での適応は左心室用のみ）	・両心室の前負荷の軽減 ・安定した循環補助	・両心室の前負荷の軽減 ・安定した循環補助
心補助率（心拍出量の）	・15～20%程度（自己心機能に依存）	・50～70%程度	・90～100%程度	・90～100%程度 ・安定した循環補助	・90～100%程度 ・安定した循環補助（長期間）
肺機能補助効果	なし	可能	なし	可能	なし
補助期間	数日～数週	数日～数週	数日～数週	数カ月（交換により数年も可能）	数カ月～数年

VA bypass（veno-arterial bypass）：静脈−動脈間バイパス
ECMO（extracorporeal membrane oxygenation）：体外膜型人工肺

最新の補助循環

日本でも2017年9月から、Impella®という補助循環用ポンプカテーテルが導入されました（図2）。
ポンプカテーテルにより左心室から脱血し、大動脈に送血する順行性補助循環であり、大腿動脈から挿入可能な経皮的・経血管的カテーテルです。流量補助法に分類され、左心負荷軽減と心筋循環改善による心機能改善効果が期待されており、薬物治療に反応しない心原性ショックが適応となります。
PCPSや体外設置型VASや体内植込み型VASと比較して、迅速に装着でき侵襲度が低いものの、VASと同程度の機能を有しているために、これから使用される症例も増えてくると考えられます。

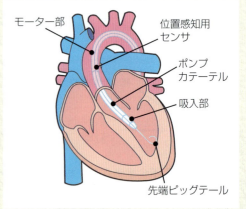

図2● Impella®の構造

大動脈内バルーンパンピング（IABP）

メカニズム

IABP（図3）は補助循環として最も使用頻度が高く、主に経皮的にバルーンカテーテルを胸部下行大動脈に留置し（図4）[3]、心臓の拍動に合わせてバルーンを拡張・収縮させることで圧補助を行う補助循環法です。

30〜40mLのバルーンは、心電図や大動脈圧波形に同期させ、駆動装置から供給されるヘリウムガスにより拡張します。ヘリウムガ

1章 カテ室に入る前に知っておこう

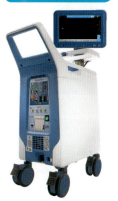

AC3 Optimus™

画像提供：
テレフレックスメディカル
ジャパン株式会社

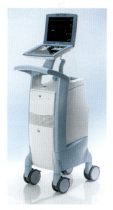

CARDIOSAVE™

画像提供：
ゲティンゲグループ・
ジャパン株式会社

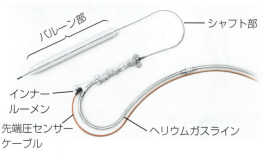

TRANS-RAY PLUS

画像提供：ゲティンゲグループ・ジャパン株式会社

図3 ● IABP本体とバルーンカテーテル

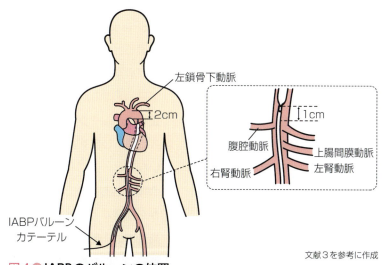

図4 ● IABPのバルーンの位置
バルーン先端：左鎖骨下動脈より約2cm下部
バルーン下部：腹腔動脈頂上より上部

文献3を参考に作成

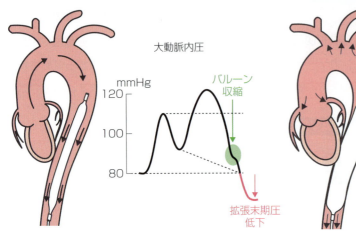
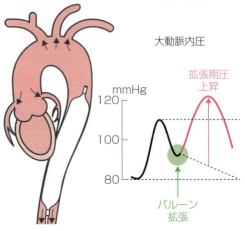

文献4を参考に作成

図5 ● IABPの効果

スを使用する理由は、気体のなかで水素ガスに次いで軽く（分子量4）、ガス移動時の抵抗が少なく拡張と収縮の応答性が良いためです。水素ガスは爆発の危険性が高い一方で、ヘリウムガスは不燃性であり、ヘリウムガスが使用されています。しかし、ヘリウムガスは血液に溶けにくいため、バルーン破裂によるガス漏れには注意が必要です。

適応・禁忌

IABPは心筋への酸素供給を増加させ、心筋の酸素消費量（需要）を減少させる効果があり、心臓の後負荷軽減効果と拡張期の血圧上昇効果が得られます（図5）[4]。

心原性ショックを伴う急性冠症候群（ACS）、心筋梗塞の合併症、低心機能症例に対して良い適応となります。

しかし、大動脈弁不全症（中等度以上）を伴う場合には、大動脈弁の逆流量が増加し心不全をきたします。また、バルーンを大動脈内で拡張させるために胸部・腹部大動脈瘤や大動脈解離、重篤な石灰化を有する大動脈では、大動脈・血管損傷やバルーン自体の損傷や穿孔が起こりえます。

IABPは便利な補助循環法ですが、適応や操作を誤ると合併症を生じうるために、禁忌の把握が必須です。

● 管理・看護のポイント

正しいバルーン拡張・収縮のタイミングを図6[4]に示します。駆動のタイミングが合っていないと、逆に心臓の後負荷を増やしてしまう場合もあるので、駆動のタイミングが適切かを観察することが重要です。

最近では、駆動のタイミングを自動調節する機能がついた機器が多く、タイミング調整を手動で行うことは少なくなりましたが、最

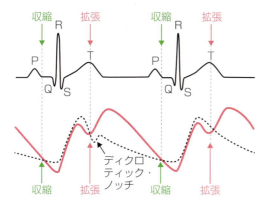

図6 ● バルーン拡張・収縮のタイミング

バルーン拡張のタイミングは大動脈圧上のディクロティック・ノッチに合わせる。心電図では、T波の頂点よりもやや遅れた時点で拡張させる。
バルーン収縮のタイミングは大動脈圧の収縮期圧が出る直前に合わせ、拡張期圧が最低になるように調整することが大切である。心電図では、P波の終了からQRS波の直前に収縮させる。
拡張のタイミングが早いと心室の収縮が終わる前（大動脈弁閉鎖前）に大動脈圧が上昇し、後負荷が増大、大動脈弁逆流が起こり、心仕事量が増加してしまう。拡張のタイミングが遅いと後負荷は増大しないが、オーグメンテーション効果が減少し、冠動脈の血流増加効果が減弱する

文献4を参考に作成

終的には人の目による確認が必要です。

手動でタイミング調整を行う場合、アシスト比を1：1ではなく、1：2にしてIABPの補助された圧と自己圧を比較できるようにする必要があります。まず、バルーンの拡張と収縮のタイミングは主に心電図か大動脈圧（動脈圧）のどちらかがトリガー（動作のきっかけ）となって駆動するため、どちらかを選択する必要があります。例えば手術室では電メスによって心電図にノイズが起こるために大動脈圧を選択することが多く、集中治療室では心電図を選択することが多いです。体位変換時には心電図の電極が剥がれる、ノイズが起こるために大動脈圧トリガーに変更することもあります。

IABPは、バルーンの拡張・収縮を大動脈内で行っているだけの非常に単純な補助循環装置です。最大限のIABPの効果が発揮できるようにメカニズムに興味をもち、知識を得るようにしましょう。

用語解説

シストリック・アンローディング（systolic unloading） ● 後負荷軽減効果とは、心臓の収縮期直前に収縮させることで、通常よりも低い圧で血液を拍出することができる。そのため、心臓仕事量の軽減と駆出量増加、後負荷の軽減により心筋酸素消費量が減少する効果がある（図5左）[4]。

用語解説

ダイアストリック・オーグメンテーション（diastolic augmentation） ● 心臓の拡張期にバルーンが拡張することで、拡張期圧の上昇が冠動脈血流量の増加、平均動脈圧の上昇を図り、虚血に陥った心筋への酸素供給が増加する効果がある（図5右）[4]。

経皮的心肺補助装置（PCPS）

メカニズム

　PCPSは、遠心ポンプと膜型人工肺と送脱血カニューレで構成された閉鎖回路の人工心肺装置です（図7）。経皮的に大静脈系から脱血した血液を酸素化し、大動脈系に送血することで心肺機能を補助する体外循環法です。

　補助循環として、IABPが無効である心原性ショックに対して大きな役割を果たしていますが、生体に対する侵襲度が大きく、長期利用は不可能であり、短期的補助循環装置としての使用が必要です。PCPS導入後は速やかに離脱をめざした治療が必要であり、医療スタッフがチーム一丸となって管理を行うことが必須です。

　一般的には、右心房より脱血し、遠心ポンプ内の回転翼の遠心力により血液を血流量計でモニタリングしながら送り出し、膜型人工肺で血液の酸素化を行った後に大腿動脈から送血を行い、全身性に逆行性灌流を行います（図8）[5]。

　脳低温療法や体温管理のための冷温水槽をはじめ、連続的血液ガス分析装置や外部圧力計など、PCPS管理のためにさまざまな周辺機器を使用する施設もあります。

適応・禁忌

　PCPSは1分間に2〜4Lの血液流量を灌流することができ、左心室・右心室の前負荷軽減、心拍出量の増加、全身臓器・組織への血流維持、低酸素血症の是正を目的としています。

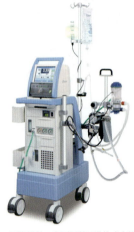

画像提供：泉工医科工業株式会社

図7 ● PCPSの構成

　心肺停止や心原性ショック、薬剤に反応しない重症不整脈（心室細動などの致死性不整脈）、重症肺血栓塞栓症による循環虚脱に対する緊急心肺蘇生や重症心筋梗塞、劇症型心筋炎、低心機能に伴う低心拍出量症候群、開心術時の体外循環離脱困難時の循環補助、急性呼吸不全に対する呼吸補助に対して適応となります。

　あくまでも、循環不全や呼吸不全を引き起こした原疾患が回復するまでの補助循環、もしくは心臓移植や植込み型補助人工心臓へのブリッジとしての役割であるという認識が必要です。心機能の改善がPCPS使用下でも望めなければ、より長期に補助循環を行える心室補助人工心臓（ventricular assist device；VAD）への移行が必須です。

　遠心ポンプ、膜型人工肺を用いていることから使用中は血栓予防のために抗凝固療法が

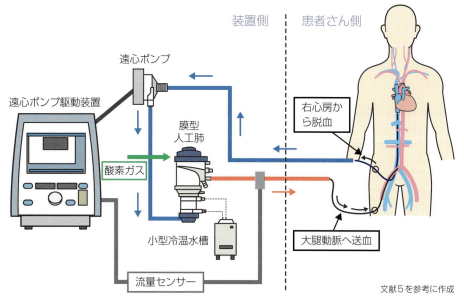

図8● PCPSの基本的なシステムと血液の流れ

必須ですが、遠心ポンプにより溶血や血小板減少が生じるため、重篤な外傷症例、出血性ショックの症例は出血を助長させるため使用は禁忌です。また、救命が期待できない、心臓移植へのブリッジの適応がない、不可逆な脳血管障害、終末期状態の疾患も禁忌となります。総合的な病態把握、倫理的観点も考慮して導入を行う必要があります。

管理・看護のポイント

PCPS装着時には、さまざまな合併症に注意し、厳重な管理が必要です。多くは出血性合併症であり、送血や脱血カニューラ穿刺部から起こることが最も多いとされています。また、大腿動脈から逆行性に送血が送られるため、カニューラ挿入部より末梢での下肢虚血も多く報告されています。

回路内に生じた血栓による臓器の血栓塞栓や、免疫反応の不活化によって引き起こされる全身の炎症反応による臓器障害、遠心ポンプや脱血時の陰圧による溶血など、生命の危機に直結するさまざまな合併症を生じます。常に重症であるPCPS装着患者さんの観察をくまなく行い、合併症の早期発見に努め、フィジカルアセスメントに基づいたケアが必須です。

《引用・参考文献》
1) 中桐啓太郎．"循環管理の基礎と補助循環"．はじめての補助循環：カラービジュアルで見てわかる！ナースのためのIABP・PCPS入門書．向原伸彦監．大阪，メディカ出版，2013，8-26．
2) 山名比呂美．"はじめに"．完全版 ナースのための補助循環．HEART nursing 2017年秋季増刊．山名比呂美編．大阪，メディカ出版，2017，12．
3) 大上哲也．"大動脈バルーンパンピング"．前掲書1），30．
4) 假屋成耕．"IABPのしくみ"．前掲書2），28-9．
5) 大上哲也．"PCPSのしくみ"．前掲書2），95．

1章 カテ室に入る前に知っておこう

10 放射線と被曝防護について教えてください

北里大学病院 放射線部 ● 塚野 優（つかの まさる）

カテ室での被曝防護

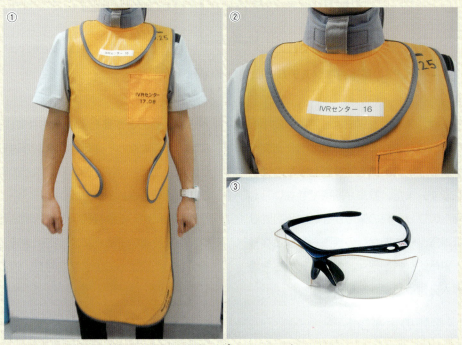

図1 ● 医療従事者が着用する鉛防護衣（プロテクター）
①エプロン、②ネックガード、③アイウェア

　血管カテーテル治療（検査）では診断用X線が利用され、得られた画像を見ながら手技を進めます。そのため、患者さんは被曝を伴い、関わる医療従事者は放射線から身を守るために被曝防護する必要があります（図1）。ここでは、放射線について、被曝の概要、医療従事者の被曝防護、被曝管理について説明します。

放射線とは

「放射線」とは、高い運動エネルギーをもって流れる物質粒子（アルファ線、ベータ線、中性子線、陽子線、重イオン線、中間子線などの粒子放射線）と、高エネルギーの電磁波（ガンマ線とX線のような電磁放射線）の総称をいい、放射線を出す物質を「放射性物質」、放射線を出す能力を「放射能」といいます。

放射線を出す能力の大きさを「ベクレル（Bq）」という単位で表します。その受けた放射線で、物質がどれだけ放射線のエネルギーを吸収したかを表す量の単位として「グレイ（Gy）」が使われ、人体がどれぐらいの影響を受けるかを知る際に必要な放射線被曝線量の単位として、「シーベルト（Sv）」が使われます。

放射線に関する単位の考えかたは、光と似ています（図2）[1]。どこにでもある電球は光（明かり）を出す能力があります。その能力を「ワット（W）」という単位で表します。その光をわたしたちが受け取り、明るさとして感じたときの単位が「ルクス（lx）」です。明るい電球であっても離れた所では暗いのと同じで、放射線の強さは、放射線を出しているものから近ければ強く、遠ければ弱くなります。また、「Bq」や「Gy」から「Sv」を求めるためには、特有の換算係数を用います。血管カテーテル治療（検査）で使用されるX線は、「Gy」「Sv」という単位で扱われます。

1章　カテ室に入る前に知っておこう

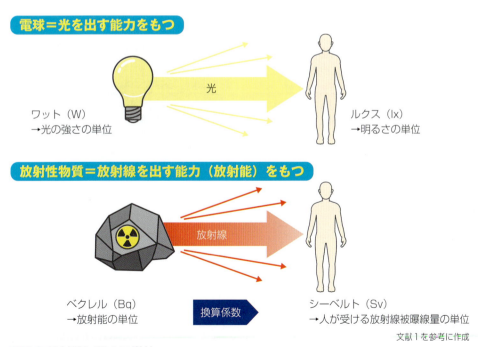

図2 ● 放射線に関する単位

文献1を参考に作成

放射線被曝とは

放射線を体に浴びることを「放射線被曝」といいます。

内部被曝と外部被曝

放射線被曝には「内部被曝」と「外部被曝」の2種類があります。放射性物質が身体の中に入ってしまった場合、身体の中に放射線源があるので、体内で被曝することになります。これを「内部被曝」といいます。また、身体の外に放射性物質があって、そこから被曝することを「外部被曝」といいます[1]。

血管カテーテル治療（検査）における放射線被曝は、身体の外にあるX線発生装置からX線を体に当てるため、外部被曝となります。

放射線被曝による人体への影響

放射線による人体への影響を考える際には、確定的影響と確率的影響の2つに分けて考えます。

確定的影響は、一定以上の線量を被曝しない限り発生することはなく、ある線量を超えたときに影響が生じるという「しきい線量」が存在します。しきい線量を超えると、一度にたくさんの細胞死や変性が起こり、影響の発生率は急激に増加します。主には脱毛、白内障、皮膚障害などがあります。

確率的影響は、低い線量でも発生の可能性がゼロではないと考えられている影響であり、しきい線量はないと仮定されています。主にはがん、白血病、遺伝性影響などがあります（図3）[1]。

血管カテーテル治療（検査）では、主に確定的影響を考慮する必要があります。

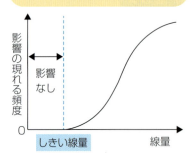
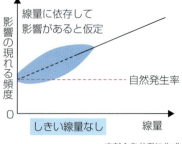

図3● 確定的影響と確率的影響

放射線被曝防護

放射線による外部被曝防護の3原則として、「時間」「距離」「遮蔽」があります。

時　間

「時間」は、患者さんまたは医療従事者が放射線を浴びている時間を短縮することにより被曝線量を低減するという考えかたです。

距　離

「距離」は、放射線の線量率（単位時間あたりの放射線量）が距離の2乗に反比例することがわかっています。そのため、X線が患者さんの身体を透過する際の散乱線（体内のさまざまな吸収体にX線が当たったときに出る二次的な放射線）からは、距離が遠いほど被曝しないということになります。

図4は、血管造影室内におけるX線が患者さんに垂直に照射された場合の散乱線量分布です。寝台やX線防護具の影響もみられますが、血管造影装置から距離が離れているほど線量率が低く、また寝台の足側のほうで線量率が低くなっていることがわかります。

遮　蔽

「遮蔽」については、さまざまな防護具があります。X線発生装置からのX線は、鉄や鉛などを用いて遮蔽することができます。

X線が患者さんの身体を透過する際、散乱線が必ず発生します。散乱線からの放射線被曝を防護するため、医療従事者は鉛入りエプロン、ネックガード、アイウェアを使用しています（図1）。鉛入りのエプロンは大きさが数種類あり、体格に応じて適した大きさの鉛入りエプロンを使用します。また、鉛入りエプロンには前から羽織るエプロンのようなタイプや、背中が覆われているタイプなどさま

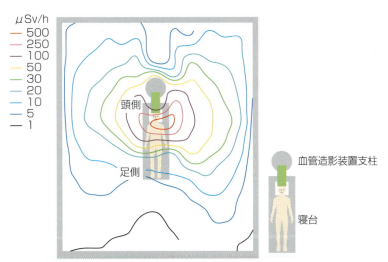

図4● 血管造影室の散乱線量分布

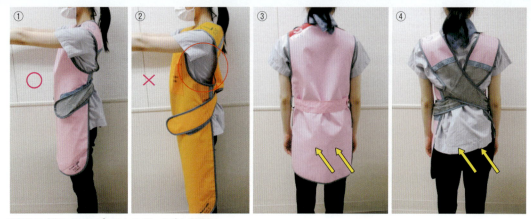

図5● 鉛入りエプロンのサイズと種類
①適切なサイズ、②サイズが大きい、③背中が覆われている、④背中が覆われていない
サイズが大きいと脇などの隙間が広くなる（〇）。背中が覆われているほうが背中側を防護することができる（⬅）

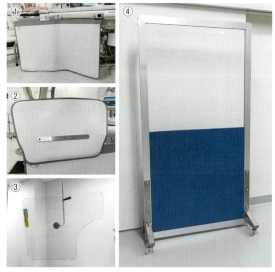

図6● 血管カテーテル治療（検査）中に使用する鉛防護具
①②テーブルカーテン型遮蔽板、③天井吊り遮蔽板、④衝立型遮蔽板

ざまあり、背中が覆われているタイプのほうが血管造影装置に背を向けた場合でも防護することができます（図5）。
　医療従事者が身に着ける鉛防護衣のほかに、テーブルカーテン型遮蔽板、天井吊り遮蔽板、衝立型遮蔽板などがあります。これらの防護具を適切に使用することで、医療従事者の被曝低減に役立てることができます（図6）。

被曝管理（記録）

医療従事者の被曝管理

　放射線に関わる医療従事者は、個人被曝線量計を身に着けて自身の被曝線量を計測しています（図7①）。線量計の値を確認し、法令で定められた被曝線量を順守して検査や治療を行っています（表1）[1]。

　個人被曝線量計は、男性は頭頚部用と胸部用、女性は頭頚部用と腹部用を身に着けます。放射線防護衣を着用する場合、頭頚部用と胸部、腹部用で装着方法が異なり、頭頚部用は放射線防護衣の外側に装着し（図7②）、胸部用、腹部用は放射線防護衣の内側に装着します。

患者さんの被曝管理

　また、当院では患者さんの被曝線量の指標として、血管造影装置から算出される推定皮膚線量を医師、診療放射線技師で管理しており、さらに看護記録にも記載しています。

　血管カテーテル治療（検査）は、手技が繰り返し行われて放射線量が蓄積すると皮膚に重大な影響が生じるため、手技による皮膚の最大蓄積線量が3Gy以上（繰り返し施行され

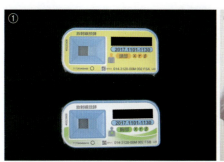
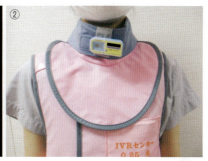

図7●個人被曝線量計と装着方法
①個人被曝線量計、②頭頚部用個人被曝線量計

表1●放射線業務従事者の線量限度

区　分	実効線量限度	等価線量限度
下記の者以外	（1）100mSv／5年間 （2）50mSv／年	眼の水晶体　150mSv／年
女子	上記に加えて　5mSv／3カ月間	皮膚　　　　　500mSv／年
妊娠中の女子	使用者などが妊娠の事実を知ったときから出産までの間につき内部被曝について　1mSv	腹部表面について左記と同じ期間につき　2mSv
緊急作業時 （妊娠中の女子を除く）	100mSv	眼の水晶体　　300mSv／年 皮膚　　　　1,000mSv／年

文献1を参考に作成

るような手技の場合には1Gy以上）の場合には、放射線被曝線量の診療録への記載が勧められています[2]。そのため、すべての血管カテーテル治療（検査）において、推定皮膚線量を記録できるデータベースを用意することが望ましいです。

おわりに

　国際放射線防護委員会（International Commission on Radiological Protection；ICRP）から、放射線に被曝する行為は、「個人あるいは社会全体に利益がもたらされる場合でないと行うことはできない」と定められています。そのため、医療従事者が被曝防護に心がけること、また血管カテーテル治療（検査）において患者さんがどれだけ被曝するのかを認識することが必要不可欠です。読者の皆さんの放射線に関する認識が深まり、今後の業務に役立てていただけるなら幸いです。

《引用・参考文献》
1）　環境省総合環境政策局環境保健部放射線健康管理担当参事官室．放射線による健康影響等に関する統一的な基礎資料（平成28年度版）の掲載について（お知らせ）．2017．https://www.env.go.jp/chemi/rhm/h28kisoshiryo.html（2018年8月閲覧）
2）　日本アイソトープ協会．IVRにおける放射線傷害の回避：ICRP Publication 85．東京，日本アイソトープ協会，2003，71p．

1章 カテ室に入る前に知っておこう

11 感染対策について教えてください

北里大学 医学部循環器内科学　診療講師 ● **野田千春**（のだ ちはる）

カテ室での感染対策

　カテーテル室（以下、カテ室）では観血的治療や検査が行われるのはもちろんのこと、ペースメーカーやICDをはじめとする植込みデバイスの植込み手術も行われるようになりました。そのため、カテ室での感染対策は手術室に準じて行われています。

　カテ室の環境を清潔に保つことで、そこで使用される医療機器の清潔確保が向上することから、環境整備を実施することが求められます。また、医療従事者の感染対策も重要です。特に血液の曝露、針刺しなどの防止に努めなくてはなりません。血液の付着した医療機器の取り扱いの機会も増えるため、それらの感染対策についても十分に熟知し、各施設で決められたルールに基づき感染防止対策に努めることが重要です。

　ここでは、感染予防に必要な環境整備とスタンダードプリコーション（標準予防策）[1]（図1、2）について概説します。

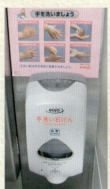
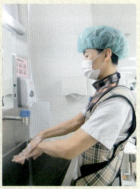

図1 ● 手指衛生
せっけんと流水による手洗いをする

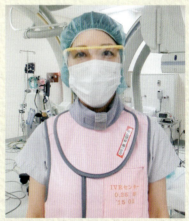

図2 ● 防護具の着用

カテ室の感染対策：環境整備

空調管理

通常は撮影室の入り口を閉鎖し、扉の開閉も少なくなるようにします。また、術衣や作業着を着用していない従事者以外の入室に関しては制限します。カテ室では手術室での空調管理に準じ、換気は陽圧換気になっています。

清　掃

床の清掃には、粘稠度の高い造影剤や血液による汚染が多いため、アルカリイオン水を使用します。特に血液汚染が強い場合には、酸性液（オキシフルファイバ®）を使用します。当院では日に2回、午前・午後に専門の清掃員が清掃を行っていますが、検査・治療の状況で定期的に行えないことも多く、汚染が強い場合にはそのつど清掃員を呼び、清掃を行っています。

また、X線装置や画面にも血液や造影剤が飛散するので、X線装置はペルオキソー硫酸水素カリウム配合剤（ルビスタ®）で、画面はアルコールクロス（ショードック®スーパー）で清掃します。

一方、洗浄できないME機器については、環境クロス（スキットクロス®）による表面の清掃を行います。血液汚染を認めた場合は、0.1%に希釈した次亜塩素酸ナトリウム（ミルクポン®）にて消毒を行い、腐食の可能性がある場合は、その後に環境クロスでふき取ります。

着　衣

専用の靴もしくはシューズカバー、専用の靴下、作業着、帽子、マスク、滅菌ガウン、術衣などを着用し、外部からの汚染を予防します。

滅菌物と無菌操作

カテーテル検査や治療に用いる物品は、すべて滅菌処理されたディスポーザブル製品となっているので、再利用はできません。

滅菌されたカテーテルや物品を清潔野に出す際には、無菌操作が必要です。滅菌物が入った箱や包装に傷や破損があった場合や、滅菌使用期限を過ぎたものは使用しないことが重要です。

マキシマルバリアプリコーション（高度無菌遮断予防策）

カテーテル挿入時に無菌範囲を広げることにより、挿入時の細菌の侵入リスクを減らすことができる、術者が行うべき有効な予防策です。術者は、マスク、帽子、滅菌ガウン、滅菌手袋を着用し、挿入部以外を滅菌シーツで広範囲に被覆します。範囲は挿入部位を中心に、患者さんの身体すべておよびベッド周囲全体をできるだけ広く覆います。

カテ室内を移動するときは、マキシマルバリアプリコーションが実施された清潔区域や滅菌物が置かれたワゴンには触れないように十分注意しましょう。

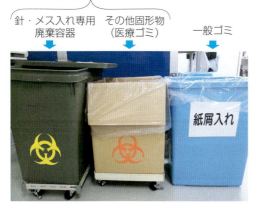

図3 ● カテ室における医療廃棄物の分別

黄色	針・メス入れ専用廃棄容器	鋭利なもの（注射針など）
橙色	医療ゴミ容器	固形状のもの（血液が付着したガーゼなど）
赤色	廃血液用密閉容器	液状または泥状のもの（血液など）

図4 ● バイオハザードマーク
全国共通のマークで、関係者が感染性廃棄物と認識できるようするために付ける。廃棄物の種類が判別できるようにするため、性状に応じてマークの色を分けている

医療廃棄物の処理[2]

　廃棄物処理法に基づく法定基準に従う必要があります。特に感染性廃棄物（後述）については注意が必要で、職員一人ひとりが現場で分別の徹底を行うことが大切です。一般的に医療廃棄物は、感染性廃棄物、非感染性廃棄物、一般ゴミに大別されます。さらに感染性廃棄物は、針・メス入れ専用廃棄容器とその他固形物（医療ゴミ）を入れる容器に分別されます。

　カテ室では、検査や治療後に出るゴミがほとんどであるため、感染性廃棄物の針・メス入れ専用廃棄容器とその他固形物（医療ゴミ）を入れる容器、そして一般ゴミの3つの容器が置かれています（図3）。医療ゴミの容器には、感染性廃棄物であることを認識できるようにするため、バイオハザードマーク（図4）が付いています。なお、血液および吸引された体液、分泌液は感染系汚物処理槽に流し、処理槽は次亜塩素酸ナトリウムで洗浄します。

- 針・メス（鋭利なもの）入れ専用廃棄容器：注射針、輸液セットの針先、穿刺針、メス刃、アンプルなど鋭利なもの
- その他固形物（医療ゴミ）：注射器、カテーテル類、点滴類、消毒液や造影剤のボトル、血管造影キット、PCIキット、使用薬品のバイアル、全身覆布、血液の付着したガーゼ、手袋、術衣など
- 一般ゴミ：ペーパータオル、カテーテルなど医療材料の空き袋、紙くずなど

物品の管理

　カテ室では、カテーテルや注射器などの滅菌物のほか、リネンの保管も必要です。滅菌物を扉がない棚に置く場合は床から30cm以下のところには置かないように、またリネンは酵母菌が発生しやすいため滅菌物と同じ棚に置かないように注意しましょう。

医療従事者の感染対策：スタンダードプリコーション

すべての患者さんに対して、標準的に用いる重要かつ基本的な感染防止策のことで、感染源となるものを考えて取り扱うことにより、未知および既知の感染症の伝播を予防することができるというものです。ここでの感染源となるものとは、血液、涙、消化液、尿、便、膿などの分泌物（汗を除く）、創傷、粘膜を指します。

カテ室でのスタンダードプリコーションの実践

●手指衛生（手洗い）

感染防止策として最も基本的な手技の一つであり、速乾性手指消毒薬（ワードケア®ハンドローション0.2％）による手指消毒と、せっけんと流水による手洗いの2つの方法があります。

カテ室に入室する際には、せっけんと流水による手洗いをします（図1）。さらに速乾性手指消毒薬による手指消毒を以下の5つのタイミングで行います。具体的には、①患者さんに触れる前、②清潔・無菌操作の前、③体液に曝露された可能性がある場合、④患者さんに触れた後、⑤患者さん周辺の物品に触れた後、に行います[3]。

なお、ワゴンの上には、速乾性手指消毒薬を常備します（図5）。

●防護具の着用と扱い

看護師は、手指衛生の後、作業着に着替え、帽子とマスクを着用し、放射線防護用のプロテクターを身に着けます。眼も血液や汚染された体液の跳ね返りの可能性から防護する必要があります。眼鏡やゴーグルを着けるか、眼鏡やゴーグルを着けない場合は、プラスチック製の眼覆いを組み込んだフェイスマスク（フェイスシールド）を着けましょう（図2）。

汚染していると考えられる消耗品や試料を取り扱う必要があるときには、いつでも手袋をするようにしましょう。もちろん、無菌操作をする場合は滅菌手袋をします。清潔野から手渡される物品、例えば使用済みのカテー

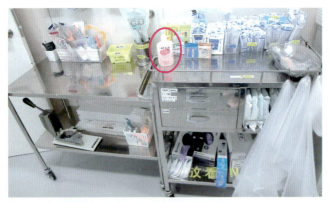

図5 ● **カテ室内のワゴン（作業台）**
速乾性手指消毒薬（ワードケア®ハンドローション0.2％）を常備し、5つのタイミングで手指消毒を行う

テルやワイヤー、血液を含む注射器や生検試料などを受け取るときには手袋をします。さらに、手袋が無傷かどうかを常にチェックすることも必要です。手袋に穴や傷があった場合は、2枚重ねにするか、新しいものに交換しましょう。

　マスクや帽子、作業着が血液や体液で汚染されたら、それを即座に脱ぎ、皮膚露出部を洗剤と水で洗いましょう。なお、プロテクターは汚染しやすいため、当院では月1回の頻度でペルオキソ一硫酸水素カリウム配合剤でふいています。

● 鋭利器材

　針刺し切創による血液由来の感染症を防止します。各施設の「針刺し・粘膜曝露防止ガイドライン」を参照します。

感染性廃棄物とは

　血液、体液などのほか、それらが付着したもの、また検査や治療などに使用された後に排出されたものが該当します。なお、非感染性廃棄物であっても、鋭利なものについては感染性廃棄物と同等の扱いとなります。

《引用・参考文献》
1) 北里大学病院. 院内感染防止対策の手引き2018.
2) 環境省大臣官房 廃棄物・リサイクル対策部. 廃棄物処理法に基づく感染性廃棄物処理マニュアル 平成29年3月. https://www.env.go.jp/recycle/misc/kansen-manual.pdf（2018年7月閲覧）
3) 医療現場における手指衛生のためのWHOガイドライン. WHO Guidelines on Hand Hygiene in Health Care：a Summary. 2009. http://whqlibdoc.who.int/hq/2009/WHO_IER_PSP_2009.07_eng.pdf（2018年7月閲覧）

1章 カテ室に入る前に知っておこう

1章 カテ室に入る前に知っておこう

12 カテ室で話されている略語が さっぱりわかりません！

北里大学 医学部循環器内科学 ● 西成田 亮（にしなりた りょう）

　カテ室では、医療者の会話に頻繁に略語を使用します。1日も早くカテに慣れるためにはきちんと略語とその意味を押さえることが大切です。

代表的な疾患略語

略語	フルスペル	日本語表記
ACS	acute coronary syndrome	急性冠症候群
AF	atrial fibrillation	心房細動
AFL	atrial flutter	心房粗動
AMI	acute myocardial infarction	急性心筋梗塞
AP	angina pectoris	狭心症
APC	atrial premature contraction	心房期外収縮
ARVC	arrhythmogenic right ventricular cardiomyopathy	不整脈源性右室心筋症
AS	aortic stenosis	大動脈弁狭窄症
ASD	atrial septal defect	心房中隔欠損症
ASO	arteriosclerosis obliterans	閉塞性動脈硬化症
AT	atrial tachycardia	心房頻拍
AVNRT	atrioventricular nodal reentrant tachycardia	房室結節リエントリー性頻拍
AVRT	atrioventricular reentrant tachycardia	房室リエントリー性頻拍
CAV	complete atrioventricular block	完全房室ブロック
CIN	contrast-induced nephropathy	造影剤誘発性腎障害
CKD	chronic kidney disease	慢性腎臓病
CTO	chronic total occlusion	慢性完全閉塞
DCM	dilated cardiomyopathy	拡張型心筋症
DVT	deep vein thrombosis	深部静脈血栓症
HIT	heparin-induced thrombocytopenia	ヘパリン起因性血小板減少症
HOCM	hypertrophic obstructive cardiomyopathy	閉塞性肥大型心筋症
IHD	ischemic heart disease	虚血性心疾患
MR	mitral regurgitation	僧帽弁逆流症
MS	mitral stenosis	僧帽弁狭窄症
PAD	peripheral arterial disease	末梢動脈疾患

略語	フルスペル	日本語表記
PDA	patent ductus arteriosus	動脈管開存症
RCM	restrictive cardiomyopathy	拘束型心筋症
SSS	sick sinus syndrome	洞不全症候群
VF	ventricular fibrillation	心室細動
VSA	vasospastic angina	冠攣縮性狭心症
VSD	ventricular septal defect	心室中隔欠損症
VT	ventricular tachycardia	心室頻拍
VTE	venous thromboembolism	静脈血栓塞栓症

冠動脈区域分類（図1）

略語	フルスペル	日本語表記
AC	atrial circumflex branch	心房回旋枝
AM	acute marginal branch	鋭角縁枝
AV	AV node artery	房室結節枝
CB	conus branch	円錐枝
Dg1	diagonal branch1	第1対角枝
Dg2	diagonal branch2	第2対角枝
LAD	left anterior descending artery	左前下行枝
LCA	left coronary artery	左冠動脈
LCX	left circumflex artery	左回旋枝
LMT	left main trunk	左主幹部
OM	obtuse marginal branch	鈍角縁枝
PD	posterior descending coronary artery	冠動脈後下行枝
PL	posterolateral branch	後側壁枝
RCA	right coronary artery	右冠動脈
RV	right ventricular branch	右室枝
SN	sinus node artery	洞房結節枝

図説

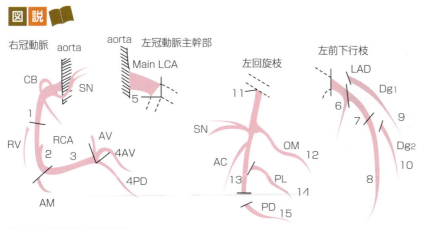

図1 ● 冠動脈区域分類

1章 カテ室に入る前に知っておこう

カテーテル検査に関する代表的な略語

略語	フルスペル	日本語表記
AOG	aortography	大動脈造影
CAG	coronary angiography	冠動脈造影
CI	cardiac index	心係数
CO	cardiac output	心拍出量
EPS	electrophysiological study	電気生理学的検査
ERP	effective refractory period	有効不応期
FFR	fractional flow reserve	血流予備量比（図2）
IVUS	intravascular ultrasound	血管内超音波
LAO	left anterior oblique	左前斜位（図3）
LVEDP	left ventricular end-diastolic pressure	左室拡張末期圧
LVEDV	left ventricular end-diastolic volume	左室拡張末期容積
LVEF	left ventricular ejection fraction	左室駆出率
LVG	left ventriculography	左室造影
OCT	optical coherence tomography	光干渉断層法
PCWP	pulmonary capillary wedge pressure	肺毛細血管楔入圧
PG	pressure gradient	圧較差
RAO	right anterior oblique	右前斜位（図3）
SGC	Swan-Ganz catheter	スワン・ガンツカテーテル
SNRT	sinus node recovery time	洞結節回復時間
SV	stroke volume	一回拍出量

図説

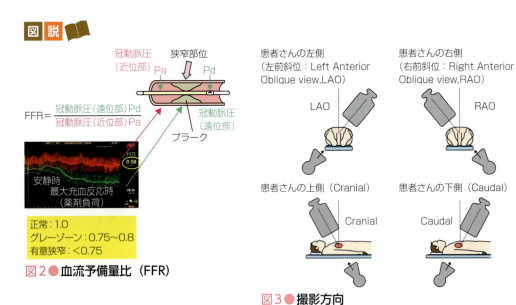

図2 ● 血流予備量比（FFR）

図3 ● 撮影方向

カテーテル治療に関する代表的な略語

略語	フルスペル	日本語表記
BAV	balloon aortic valvuloplasty	バルーン大動脈弁形成術
BMS	bare metal stent	ベアメタルステント
CABG	coronary artery bypass grafting	冠動脈バイパス術
CDT	catheter directed thrombolysis	経カテーテル的血栓溶解療法
DCA	directional coronary atherectomy	方向性冠動脈粥種切除術
DES	drug eluting stent	薬剤溶出性ステント
EICA	excimer laser coronary angioplasty	エキシマレーザー冠動脈形成術
EVT	endovascular treatment	血管内治療
IABP	intra-aortic balloon pumping	大動脈内バルーンパンピング
PCI	percutaneous coronary intervention	経皮的冠動脈インターベンション
PCPS	percutaneous cardiopulmonary support	経皮的心肺補助
POBA	percutaneous old balloon angioplasty	経皮的古典的バルーン血管形成術
PTA	percutaneous transluminal angioplasty	経皮的血管形成術
PTCA	percutaneous transluminal coronary angioplasty	経皮経管的冠動脈形成術
TAVI	transcatheter aortic valve implantation	経カテーテル的大動脈弁植込み術（図4）
VAS	ventricular assist system	心室補助人工心臓（図5）

図説

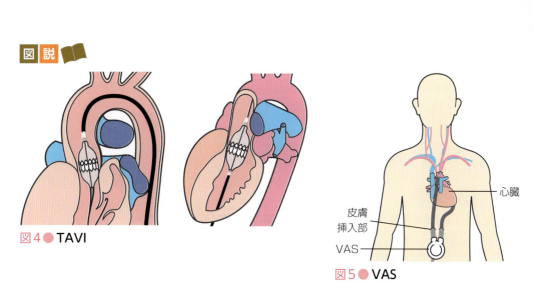

図4 ● TAVI

図5 ● VAS

1章 カテ室に入る前に知っておこう

代表的解剖略語

略語	フルスペル	日本語表記
Ao	aorta	大動脈
IVC	inferior vena cava	下大静脈
LA	left atrium	左心房
LV	left ventricular	左心室
PA	pulmonary artery	肺動脈
RA	right atrium	右心房
RV	right ventricular	右心室
SVC	superior vena cava	上大静脈

その他の略語

略語	フルスペル	日本語表記
ACC	American College of Cardiology	アメリカ心臓病学会
ACT	activated coagulation time	活性凝固時間
AHA	American Heart Association	アメリカ心臓協会
APTT	activated partial thromboplastin time	活性化部分トロンボプラスチン時間
DAPT	dual antiplatelet therapy	抗血小板薬2剤併用療法
ISR	in-stent restenosis	ステント内再狭窄
SAT	subacute stent thrombosis	亜急性ステント血栓症
TBA	transbrachial approach	経上腕動脈アプローチ
TFA	transfemoral approach	経大腿動脈アプローチ
TIMI grade	thrombolysis in myocardial infraction	TIMI分類（表1）
TRA	transradial approach	経橈骨動脈アプローチ

図説

表1 ● TIMI分類（CAGにおいて冠動脈の血流を評価する基準）

Grade 0	完全閉塞で順行性血流を認めない。病変部より末梢がまったく造影されない
Grade 1	明らかな造影遅延があり、末梢まで造影されない。わずかに冠動脈は造影される程度
Grade 2	造影遅延を認めるが、末梢まで造影される。冠動脈は末梢まで造影されるが、造影剤が冠動脈内にたまってしまう
Grade 3	末梢まで正常に造影される。まったく正常の冠動脈血流

1章 カテ室に入る前に知っておこう

看護レベルを確認！ 振り返りチェックシート

できたところに
チェックを
つけましょう

	チェック項目	
1	カテーテル治療がどんな治療かわかる	✓
2	どんな心血管疾患がカテーテルで治療可能かわかる	✓
3	経皮的冠動脈インターベンション（PCI）とはどんな治療かわかる	✓
4	PCIの特徴を理解した	✓
5	PCIの適応について理解した	✓
6	左心系カテーテル手技と右心系カテーテル手技の違いがわかる	✓
7	検査や治療によってどのアプローチ部位を用いるかわかる	✓
8	それぞれのアプローチ部位の位置がわかる	✓
9	X線撮影装置がどのような機器かを説明できる	✓
10	オートインジェクターがどのような機器かを説明できる	✓
11	自分の施設のカテーテル室の物品カートの場所を把握している	✓
12	自分の施設のカテーテル室の救急カートの場所を把握している	✓
13	自分の施設のカテーテル室の血圧計の場所を把握している	✓
14	自分の施設のカテーテル室のステント収納棚の場所を把握している	✓
15	ステントおよびカテーテルは直径や長さにさまざまな種類があることを理解している	✓
16	除細動器がどのような機器かを説明できる	✓
17	自分の施設の除細動器の場所を把握している	✓
18	自分の施設の大動脈内バルーンパンピング（IABP）の場所を把握している	✓
19	自分の施設の経皮的心肺補助装置（PCPS）の場所を把握している	✓
20	カテーテル室での看護師の役割を理解できる	✓
21	カテーテル室での臨床工学技士の役割を説明できる	✓
22	カテーテル室での診療放射線技師の役割を説明できる	✓
23	カテーテル室での医師の役割を説明できる	✓
24	心臓カテーテル検査・治療はX線（放射線）、医療機器が不可欠であることを知っている	✓
25	心臓カテーテル検査・治療に必要な職種がわかる	✓
26	チーム医療の目的がわかる	✓
27	放射線機器を取り扱える職種がわかる	✓

HEART nursing 2018 秋季増刊 ＊69

28	X線装置のメンテナンスを行う職種がわかる	✓
29	画像、画面の調整を行う職種がわかる	✓
30	「CE」とは何の略語かわかる	✓
31	心臓カテーテル検査で主に使用する医療機器がわかる	✓
32	医療機器を用いて医師のアシスタントを行う職種がわかる	✓
33	医療機器のメンテナンスを行う職種がわかる	✓
34	入退出における、病棟との調整ポイントがわかる	✓
35	検査の種類に応じた必要物品がわかる	✓
36	治療の必要物品がわかる	✓
37	アレルギー出現時の必要な薬剤がわかる	✓
38	アナフィラキシーショックとその対応がわかる	✓
39	心臓カテーテル検査・治療に必要な薬剤がわかる	✓
40	デバイスの請求方法がわかる	✓
41	デバイスの種類・目的がわかる	✓
42	医師にデバイスを渡すときの注意事項がわかる	✓
43	緊急薬剤の種類と効果・効能がわかる	✓
44	左心系の循環がわかる	✓
45	右心系の循環がわかる	✓
46	心臓の弁の位置がわかる	✓
47	冠動脈の起始部がわかる	✓
48	冠動脈の栄養領域がわかる	✓
49	冠動脈の血管構造がわかる	✓
50	刺激伝導系の回路がわかる	✓
51	刺激伝導系と心電図の関係がわかる	✓
52	組織における心臓の役割がわかる	✓
53	良好な循環と循環不全の違いがわかる	✓
54	循環の3つの構成要因がわかる	✓
55	血圧、心拍出量、血管抵抗値の関係式がわかる	✓

56	ショックバイタルがわかる	✓
57	正常心臓の安静時心拍出量がわかる	✓
58	フォレスター分類における重度の低心機能患者の定義がわかる	✓
59	カテーテル検査時に起きうる全身の血行動態への影響がわかる	✓
60	カテーテル治療前の血液検査所見で確認すべき項目がわかる	✓
61	カテーテル治療前に心電図がとられているかを確認できる	✓
62	カテーテル治療前の胸部X線で確認すべき項目がわかる	✓
63	カテーテル治療前の心エコー図検査で確認すべき項目がわかる	✓
64	左冠動脈が左冠動脈主幹部から2本分岐することがわかる	✓
65	左前下行枝を観察する角度を説明できる	✓
66	左前下行枝観察時に足元から出てくる装置に留意できる	✓
67	左回旋枝を観察する角度を説明できる	✓
68	スパイダービューを説明できる	✓
69	右冠動脈を観察する角度を説明できる	✓
70	右冠動脈の起始部、末梢に適した角度を説明できる	✓
71	冠動脈バイパス（CABG）術後のグラフトを説明できる	✓
72	冠動脈バイパス（CABG）術後のグラフト造影を説明できる	✓
73	補助循環装置の種類を理解している	✓
74	補助循環装置の必要な病態を理解している	✓
75	補助循環装置の違いを理解している	✓
76	IABPの適応病態を理解している	✓
77	IABPの禁忌疾患を答えられる	✓
78	IABPによって得られる効果を理解している	✓
79	IABPの正しい駆動タイミングを説明できる	✓
80	IABPの合併症を答えられる	✓
81	PCPSの適応病態を理解している	✓
82	PCPSの禁忌疾患を答えられる	✓
83	PCPSの合併症を答えられる	✓

1章

カテ室に入る前に知っておこう

84	PCPSの看護ポイントを答えられる	✓
85	PCPS装着中に医師に報告すべきタイミングを答えられる	✓
86	放射線の概要（単位など）がわかる	✓
87	確定的影響、確率的影響について認識している	✓
88	放射線被曝防護の3原則がわかる	✓
89	血管カテーテル治療（検査）中に使用する放射線防護具がわかる	✓
90	医療従事者が身に着ける鉛防護衣の注意点がわかる	✓
91	個人被曝線量計の装着方法がわかる	✓
92	放射線業務従事者の線量限度がわかる	✓
93	カテ室の空調管理がわかる	✓
94	カテ室内の清掃の方法がわかる	✓
95	感染性廃棄物とは何かを理解している	✓
96	針・メス専用廃棄容器と医療ゴミおよび一般ゴミの分別ができる	✓
97	バイオハザードマークの意味がわかる	✓
98	スタンダードプリコーションについて理解している	✓
99	手指衛生のタイミングがわかる	✓
100	手指衛生がしっかり行える	✓
101	感染防護具を正しく身に着けることができる	✓
102	滅菌物と非滅菌物の管理についてわかる	✓
103	滅菌物には期限があることと、取り扱いがわかる	✓
104	循環器疾患の代表的な略語について、正式名称と意味を理解している	✓
105	冠動脈区域分類の略語について、正式名称と意味を理解している	✓
106	カテーテル検査に関する代表的な略語について、正式名称と意味を理解している	✓
107	カテーテル治療に関する代表的な略語について、正式名称と意味を理解している	✓
108	循環器領域の解剖に関する代表的な略語について、正式名称と意味を理解している	✓

（柿﨑良太）

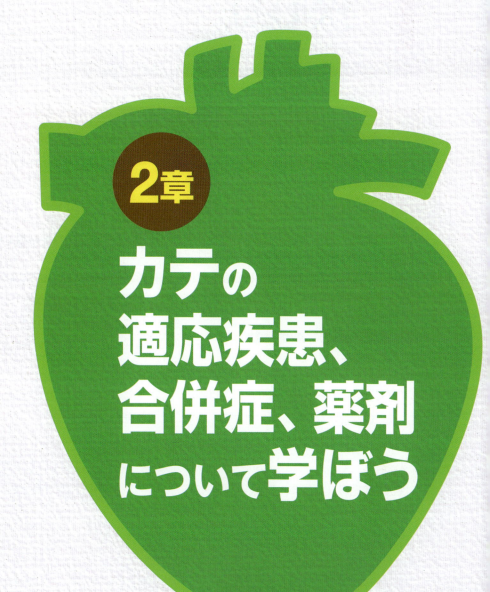

2章 カテの適応疾患、合併症、薬剤について学ぼう

2章 カテの適応疾患、合併症、薬剤について学ぼう　❶適応疾患

1 狭心症

北里大学 医学部循環器内科学　診療講師 ● 南 尚賢（みなみ よしやす）

狭心症とは

狭心症（angina pectoris；AP）とは、冠動脈の血流障害による可逆的な心筋傷害によって、胸痛などの胸部症状を生じる疾患です（図1）。狭心症はその発作の誘因や発生機序、症状や臨床経過などによって、労作性狭心症・不安定狭心症・冠攣縮性狭心症などに分類されます（表1）[1]。

狭心症に典型的な胸部症状

狭心症の診断は、その胸部症状の性状を詳しく聞くところから始まります。以下は狭心症に典型的な症状なので、当てはまるようであれば積極的に狭心症を疑い、検査を検討します。

- 性状：絞扼感（つかまれる感じ）、圧迫感、重苦感、冷汗や恐怖を伴う
- 部位：左前胸部、左肩や顎に放散する
- 経過：数分間、安静で緩和する、ニトログリセリン舌下投与で改善する

狭心症の可能性が低い胸部症状

以下は狭心症としては非典型的な症状です。ただし、安易に狭心症ではないと考えずに、リスクファクターの有無なども考慮して、見逃さないことを前提に検査を考慮することも大事です。

- 性状：チクチク、ピリピリ、ドキドキ
- 部位：胸部表面
- 経過：呼吸や体位によって症状が変化、数秒もしくは数十分間持続、ニトログリセリン舌下投与で変化しない

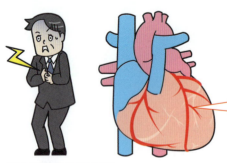

- 動脈硬化性プラークによる内腔の狭窄
- プラーク破綻による血栓の形成
- 一過性の冠攣縮

図1 ● 狭心症の病態

表1 ● 狭心症の分類

分類の視点	名　称	特　徴
発作の誘因による分類	労作性狭心症	労作時に発作が起こる
	安静狭心症	安静時に発作が起こる。多くの場合、冠攣縮性狭心症と同義
発生機序による分類	器質的狭心症	器質的な冠状動脈狭窄を認める
	冠攣縮性狭心症	冠状動脈の痙攣（攣縮）が原因である
典型的な胸部症状の有無による分類	顕性狭心症	発作時には必ず胸部症状を伴う
	無症候性心筋虚血	高齢者、神経障害を合併した糖尿病患者さんなどに多い
臨床経過による分類	安定狭心症	発作の出現する閾値や頻度が一定である
	不安定狭心症	発作の出現する閾値が急速に低下している、あるいは発作の出現頻度が増えている

文献1より転載

労作性狭心症

労作性狭心症は、動脈硬化による冠動脈内腔の狭窄が原因で、安静時には胸部症状がないものの、労作時に胸痛などの胸部症状が出現する疾患です。冠動脈狭窄が存在すると、労作に伴う心筋の酸素需要の増大に見合うだけの冠血流が維持できなくなり、心筋の可逆的な虚血を生じて胸部症状が引き起こされます（図2）。

労作性狭心症の重症度分類は、カナダ心臓血管学会（CCS）分類が広く用いられています（表2）[2]。

労作性狭心症の病態生理

労作性狭心症の原因となる冠動脈狭窄は、動脈硬化の進行によって生じます。このため、労作性狭心症の患者さんは、脂質異常症、糖尿病、喫煙、虚血性疾患家族歴、高血圧症、慢性腎臓病などの冠動脈疾患のリスクファクターを複数有することが多くあります。これらのリスクファクターにより動脈硬化が進行すると、冠動脈壁にプラークや石灰化をきたし、内腔の狭窄へと進行します。

労作性狭心症の検査

自覚症状から労作性狭心症が疑われる場合は、以下のような検査を実施して診断を行います。

● 標準12誘導心電図

労作性狭心症では、安静時の心筋虚血は顕著ではないため、異常所見が検出されないことがしばしばあります。逆に正常であっても狭心症を否定することはできません。

● 運動負荷心電図

問診から狭心症であるかの判断が難しく、かつ急性冠症候群（ACS）が否定できる場合に施行します。狭心症状の出現やST変化が認

HEART nursing 2018 秋季増刊 ＊ 75

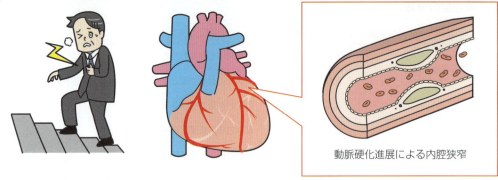

図2 ● 労作性狭心症の病態

動脈硬化進展による内腔狭窄

表2 ● カナダ心臓血管学会（CCS）分類

重症度	特　徴
1度	歩いたり、階段を昇ったりするような通常の労作では狭心症は起こらない。仕事やレクリエーションでの激しい長時間にわたる運動により、狭心症が出現する
2度	日常の生活ではわずかな制限がある。①急いで歩いたり、②急いで階段を昇ったり、③坂道を昇ったり、④食後、寒い日、風の日、感情的にイライラしたとき、起床後数時間の間に歩いたり、階段を昇ると狭心症が起こる。3ブロック[*1]以上歩いたり、1階から3階まで普通の速さで昇ると、狭心症が起こる
3度	日常生活の著明な制限がある。1〜2ブロック[*1]歩いただけで狭心症が生じ、1階から2階まで昇るだけで、狭心症が生じる
4度	どのような肉体的活動でも狭心症が起こる。安静時に胸痛があることもある

*1：アメリカやカナダの市内の1ブロックは、約70〜100m

文献2より転載

められれば、労作性狭心症である可能性は極めて高くなります。

● 核医学検査

　心筋血流シンチグラフィなどにより、心筋虚血の有無や程度を判断し、労作性狭心症の診断を行う検査です。運動負荷もしくは薬剤負荷によって検査を行います。

● ホルター心電図

　胸部症状が狭心症なのか、不整脈によるものであるか判断が難しいときに施行されます。典型例では労作時狭心症の出現時にST低下を認めます。

● 心エコー法

　局所壁運動異常が認められることもありますが、正常であることもしばしばあります。このため、正常所見であっても、狭心症を除外することはできません。

● 冠動脈CT

　造影剤の投与が必要ですが、冠動脈狭窄の存在を非侵襲的に判断することができます（図3）。検査が正常の場合、高い確率で労作性狭心症を除外することができます。

● 冠動脈造影検査

　確定診断と治療方針の決定のために行います。近年では冠動脈内にプレッシャーワイヤー

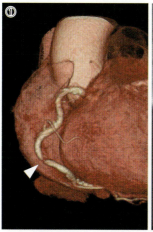
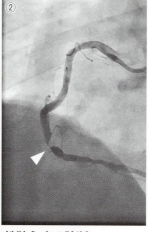

図3 ● 冠動脈CTによる労作性狭心症の診断
①労作性狭心症患者さんの冠動脈CT画像。右冠動脈に局所的な高度狭窄の存在が疑われた
②同部位の冠動脈造影検査画像。偏在性のプラークにより、高度の狭窄を呈している

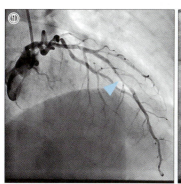
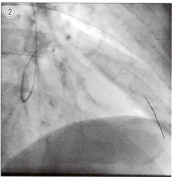
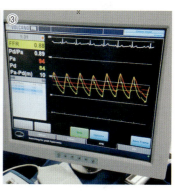

図4 ● FFRによる心筋虚血の評価
①冠動脈造影上、左冠動脈前下行枝に中等度の狭窄を認める（▶）
②虚血の存在、および治療方針を判断するため、狭窄部にプレッシャーワイヤーを通過させ、FFRを測定
③末梢ルートより冠動脈拡張薬（アデノシン三リン酸：ATP）を点滴静注し、測定を行う

を挿入して、FFR（fractional flow reserve：血流予備量比）を測定して治療方針を決めることが多くなってきました（図4）。

労作性狭心症の治療

労作性狭心症はACSと異なり、非致死的な疾患であるため、治療の目的は、その胸部症状の緩和です。同時に冠動脈疾患のリスクファクターのコントロールを行い、再発リスクの低減を行うことも重要です。

● 薬物療法

硝酸薬、カルシウム拮抗薬、β遮断薬などを用います。発作に対してはニトログリセリン舌下錠・スプレー製剤を用います。

● 経皮的冠動脈インターベンション（PCI）

冠動脈造影検査で90％以上の狭窄を有す

るか、心筋虚血の存在が証明されている（運動負荷、核医学検査、FFRなど）場合に適応になります。現在では、薬剤溶出性ステント（drug eluting stent；DES）の植込みによって冠動脈狭窄を解除するのが主流です。抗血小板薬2剤併用療法（dual antiplatelet therapy；DAPT）が必要となるため、特に高齢者においては出血性合併症に留意しなければなりません。

● **冠動脈バイパス術（CABG）**

　多枝病変や左冠動脈主幹部病変など、PCIによる血行再建が困難な場合に選択されます。治療技術・器具の進歩によって低侵襲な治療が可能となっており、低左心機能症例などにも比較的安全に施行できるようになってきました。

不安定狭心症

　不安定狭心症は、主に冠動脈プラークの破綻による血栓形成により、冠動脈が閉塞までは至らないものの、高度な狭窄を呈したため、胸部症状を生じる疾患です。労作性狭心症とは異なり、急性心筋梗塞に移行する可能性があるため、準緊急的な対応が求められます。

分類にはブラウンワルド分類が広く用いられています（表3）[3]。

不安定狭心症の病態生理

　不安定狭心症の患者さんは、脂質異常症、糖尿病、喫煙、虚血性心疾患の家族歴、高血

表3 ● ブラウンワルド分類

評価項目	クラス	特　徴
重症度	Ⅰ：新規、重症、または増悪型狭心症	• 最近2カ月以内に発症した重症の初発労作性狭心症 • 1日に3回以上発作が頻発するか、わずかな労作によっても発作が起こる増悪型労作性狭心症 • 安静狭心症は認めない
	Ⅱ：安静狭心症（亜急性）	• 最近1カ月以内に発症した安静狭心症で、48時間以内に発作を認めない
	Ⅲ：安静狭心症（急性）	• 48時間以内に安静時発作を認める
臨床状況	A：二次性不安定狭心症	• 貧血、発熱、低血圧、頻脈などの心外因子により出現するもの
	B：一時性不安定狭心症	• クラスAに示すような心外因子のないもの
	C：梗塞後不安定狭心症	• 心筋梗塞発症後2週間以内の不安定狭心症
治療状況	1	• 未治療もしくは最小限の狭心症治療中
	2	• 一般的な安定狭心症の治療中（通常量のβ遮断薬、長時間持続硝酸薬、カルシウム拮抗薬）
	3	• ニトログリセリン静注を含む最大限の抗狭心症薬による治療中

それぞれの評価項目を組み合わせて、クラスⅠ-B2などと評価する

文献3より転載

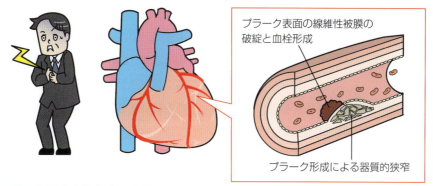

図5 ● 不安定狭心症の病態

圧症、慢性腎臓病など冠動脈疾患のリスクファクターを複数有することが多く、動脈硬化の進行により冠動脈壁に大きなプラークを形成している可能性があります。プラーク表面を覆う線維性プラークの破綻や、内皮細胞が傷害されることによって血栓が形成され、冠動脈をさらに狭窄させます（図5）。冠動脈が完全に閉塞すると急性心筋梗塞に移行する可能性があるため、迅速な診断と早期の血行再建が必要です。

不安定狭心症の検査

自覚症状から不安定狭心症が疑われる場合は、迅速に検査・診断を進める必要があります。

● 標準12誘導心電図

労作性狭心症と同様に、自覚症状のないときであれば異常所見が検出されないこともあるため、正常所見であっても不安定狭心症を否定することはできません。

● 心筋マーカー

心筋トロポニンT（cardiac troponin T；TnT）やクレアチンキナーゼMB分画（CK-MB）を迅速に測定する必要があります。

● 運動負荷心電図

不安定狭心症が疑われる患者さんは、運動負荷によってさらなる心負荷を助長し、心筋梗塞への移行も懸念されることから**禁忌**です。

● 心エコー法

局所壁運動異常が認められることもありますが、正常であることもしばしばあります。このため、正常所見であっても、不安定狭心症を除外することはできません。

● 冠動脈造影検査

確定診断と治療方針の決定のため、迅速な施行を検討しなければなりません。

不安定狭心症の治療

不安定狭心症の原因となる冠動脈の高度狭窄は、心筋梗塞への移行が懸念されるため、速やかな血行再建が必要です。冠動脈造影検査や血行再建まで時間を要する場合は、自覚症状の緩和や心筋梗塞への移行を抑制する目的で、薬物療法を行います。

● PCI

不安定狭心症に対する治療の第一選択とな

2章 カテの適応疾患、合併症、薬剤について学ぼう ❶ 適応疾患

ります。冠動脈造影検査に引き続いて行うことが理想的です。その場合は、カテーテル室内でDAPTを投与してから行います。

● CABG

多枝病変や左冠動脈主幹部病変など、PCIによる血行再建が困難な場合に選択されます。

● 薬物療法

硝酸薬、カルシウム拮抗薬、β遮断薬などを用います。発作に対してはニトログリセリン舌下錠・スプレー製剤を用います。ヘパリンの持続静注を併用することもあります。

冠攣縮性狭心症

器質的な狭窄を認めない冠動脈が、一過性に収縮することにより、胸部症状を引き起こす疾患です（図6）。日中よりも未明や早朝の発症が多く、喫煙、寒冷、ストレスが誘因となることが知られています。まれではありますが、運動により誘発される症例も存在します。

冠攣縮性狭心症の病態生理

冠攣縮の原因は、いまだ完全に解明されているとはいえません。冠動脈壁表面を覆う内皮細胞に初期の動脈硬化性変化が生じ、その影響で深層の血管平滑筋が過剰収縮する機序が報告されています。

冠攣縮性狭心症の検査

● 標準12誘導心電図

自覚症状がないときには正常であることが多いため、通常の心電図で診断されることはまれです。

● ホルター心電図

自覚症状の出現した時間帯に、一過性のST

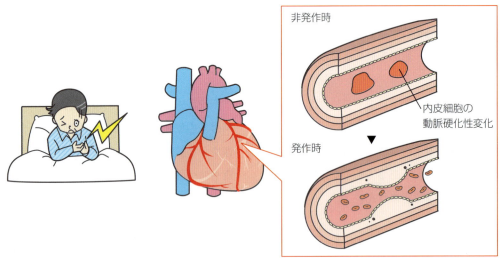

図6 ● 冠攣縮性狭心症の病態

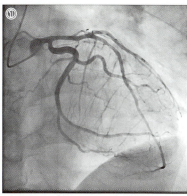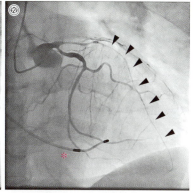

図7 ● アセチルコリン負荷試験による冠攣縮性狭心症の診断
①冠動脈造影検査上、左冠動脈に有意狭窄を認めない
②アセチルコリンを冠動脈内注入すると、高度の攣縮（スパスム）を認めた（▲）。同時に、典型的な前胸部絞扼感とモニターECG上、ST上昇を認めたため、冠攣縮性狭心症と診断した。検査中に高度徐脈が引き起こされる可能性があるため、右内頸静脈より一時的ペーシングカテーテルを挿入して検査を行った（*）

変化（典型例ではST上昇）を認めれば確定診断となります。

●冠動脈造影検査（アセチルコリン負荷試験）

ホルター心電図で診断に至らない場合は、心臓カテーテルによる冠攣縮薬物誘発試験（図7）を考慮します。左右冠動脈に器質的狭窄がないことを確認した後、アセチルコリンもしくはエルゴノビンの冠動脈内投与により冠攣縮と胸部症状が誘発されれば、診断に至ります。

冠攣縮性狭心症の治療

日常生活指導、薬物療法が中心となります。

●日常生活指導

喫煙者であれば、禁煙の順守を指導することが最も重要です。また、過度の飲酒を避け、節度ある飲酒を指導することも必要です。精神的ストレスの軽減は容易ではありませんが、発作の誘因となることを認識してもらうことは、その第一歩となります。寒冷を避け、特に自律神経の不安定な早朝や未明の運動や外出を控えるように指導することも大切です。

●薬物療法

発作の頻度に応じた処方を行います。頻度が低い場合は、ニトログリセリンの舌下錠やスプレー製剤にて対処します。発作出現時に速やかに対処できるよう、それらを外出時に携行することを指導します。頻度が高い症例では、カルシウム拮抗薬や長時間作用型硝酸薬（硝酸イソソルビド）、ニコランジルを投与します。

《引用・参考文献》
1) 小川洋司ほか．"疾患の理解"．循環器：成人看護学3．第14版．2015, 東京, 医学書院, 121（系統看護学講座 専門分野Ⅱ）．
2) 前掲書1), 123.
3) 前掲書1), 131.

2章 カテの適応疾患、合併症、薬剤について学ぼう　❶適応疾患

2 急性冠症候群

北里大学 医学部循環器内科学／北里大学メディカルセンター 循環器内科●小野雄大（おの ゆうた）

　虚血性心疾患は慢性の冠動脈の狭窄による安定狭心症と、冠動脈内の動脈硬化性プラークの破綻と、それに続く冠動脈内血栓症によって冠動脈が狭窄、閉塞して生じる急性冠症候群（acute coronary syndrome；ACS）とに大別されます。

　安定狭心症とACSは発生機序もさることながら、生命予後つまりは「命に関わるか否か」という観点からも異なる疾患であり、これらを診断するツールであるカテーテル検査の適応もまったく異なってきます。ここでは、ACSのカテーテル検査・治療の適応について触れていきます。

ACSの発症メカニズム

　ACSとは、ST上昇型心筋梗塞（ST elevation myocardial infarction；STEMI）と非ST上昇型心筋梗塞（non-STEMI）を含めた急性心筋梗塞、不安定狭心症、心臓突然死などをまとめた包括的疾患概念ですが、その発症には不安定プラークの破綻と、それに続発する冠動脈血栓症が大きく関与しています（図1）[1]。病理学的研究によると、冠動脈

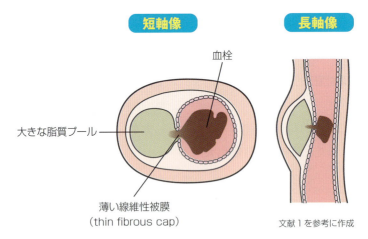

図1●ACS発症の原因

血栓症の主な要因はプラーク破裂（plaque rupture）ですが、プラーク破綻を伴わないプラークびらん（plaque erosion）といった病態や、冠動脈の石灰化結節（calcified nodule）の破綻が原因となることがあります。

ACSの診断と分類

ACSの診断には①症状、②心電図変化、③トロポニンをはじめとした心筋バイオマーカーの上昇のうち2項目以上を満たす必要があり、1項目ではACS疑いとなります。

これらからACSと診断した後、まず考えなければいけないことは、心電図でST上昇があるか否かです。

ST上昇がある場合はST上昇型心筋梗塞となり、ST上昇のないACS、つまり非ST上昇型心筋梗塞と不安定狭心症とは異なり、冠動脈は完全閉塞していると考えられます。

血流の届かない心筋細胞は時間の経過とともに壊死していくため、合併症や突然死のリスクが増えていきます。発症12時間以内であれば心筋は救命できると考えられており、一刻も早い再灌流療法による冠動脈の閉塞解除が必要となります。

日本循環器学会のガイドラインでは「first medical contact to balloon time（救急隊接触時から再灌流までの時間）」、あるいは「door to balloon time（病院到着から再灌流までの時間）」が90分以内を目標としています[2]。

ST上昇の有無の診断

では、ST上昇の有無はどのように診断されるのでしょうか。

ST上昇は12誘導心電図における「隣り合った2誘導以上」で1mm以上の上昇と定義されます。「隣り合った2誘導以上」とは、例えばⅠ誘導とⅡ誘導などの実際の心電図における隣り合った誘導ではなく、冠動脈支配に一致して隣り合った誘導のことです。そのため冠動脈支配領域とそれに一致する誘導について理解する必要があります（表1）[3]。

また、心電図のST変化は発症初期にはみられないことがあり、病歴などから疑わしい症例では、15〜30分程度の間隔を空けて12誘導心電図を繰り返し検査することも有用です[4]。

非ST上昇型心筋梗塞と不安定狭心症の鑑別

次にST上昇がなかった場合、非ST上昇型心筋梗塞と不安定狭心症の鑑別となります。両者の鑑別は心筋バイオマーカーの上昇の有無によってなされます。

心筋にダメージがある状態、つまり心筋バイオマーカーが上昇している場合が非ST上昇型心筋梗塞となり、そうでない場合が不安定狭心症となります。

表1 ● 急性心筋梗塞の心電図変化と局在部位の関連

	I	II	III	aVR	aVL	aVF	V1	V2	V3	V4	V5	V6	V3R	V4R	責任冠動脈
前壁梗塞								+	+	+					LAD
前壁中隔梗塞							+	+	+	+					LAD
広範前壁梗塞	+				+		+	+	+	+	+	+			LAD
側壁梗塞	+				+						+	+			LCX（LAD）
下壁梗塞		+	+			+									RCA（LCX）
後壁梗塞								*	*						LCX
右室梗塞		(+)	(+)			(+)	+						+	+	RCA
心尖部梗塞		+	+			+				+	+	+			LAD

＋：12誘導心電図でST上昇、異常Q波、冠性T波のみられる誘導
　　（異常Q波）＝40msec（1mm）以上のQ波、Q/R＞1/3、QS波も含む
　　（冠性T波）＝下行脚と上行脚が対称形で、鋭く深いT波
＊：R波増高

LAD：左前下行枝
LCX：左回旋枝
RCA：右冠動脈

文献3より転載

ST上昇型心筋梗塞の初期マネジメント

　ST上昇型心筋梗塞と診断した場合、まず考えなければならないことは全身状態の安定化と、前述のとおり一刻も早い再灌流療法の施行です。

　そのためACSを疑う患者さんが受診、搬送されてきた場合に、まずバイタルサインの確認と心電図モニタリング、薬剤投与ルートを確保します。そして速やかに12誘導心電図を記録します。日本循環器学会のガイドライ ンでは、これらの初期対応と医師による問診、身体所見の観察を来院後10分以内に行うと記載されています[2]。

　血液検査や胸部X線検査、心エコーなどは有用な検査ですが、ST上昇型急性心筋梗塞であった場合、これらを行うことでカテーテル室への移動が遅れてはなりません。また、自施設でカテーテルが行えない場合は速やかにカテーテルを行える施設に転院を打診します。

非ST上昇型心筋梗塞および不安定狭心症の初期マネジメント

治療戦略

　ACSの患者さんでST上昇がなかった場合、 2つの治療戦略があります。1つは「routine invasive strategy」といい、禁忌がなければ基本的に侵襲的な冠動脈造影および冠血行再

表2 ● ST上昇がないACS患者さんのリスク分類

①Very-high-risk criteria	血行動態不安定や心原性ショック 至適薬物療法にも関わらず、再発あるいは持続する胸痛 致死性不整脈や心停止 心筋梗塞による機械的合併症 急性心不全 散発的なST上昇などの劇的なST-T変化
②High-risk criteria	トロポニン値の上昇または低下 STまたはT波の変化 GRACE score※>140
③Intermediate-risk criteria	糖尿病 腎機能低下（eGFR<60mL/min/1.73m^2） LVEF<40％またはうっ血性心不全 早期の梗塞後狭心症 経皮的冠動脈インターベンション（カテーテル治療）や 冠動脈バイパス術の既往 109<GRACE score<140
④Low-risk criteria	上記を満たさない場合

※ACS患者さんの入院時重症度により院内死のリスクを予測するスコア

文献8を参考に作成

建術を行うという考えかたであり、もう1つは「selective invasive strategy」といい、心筋虚血がほかの検査で証明された場合または虚血発作の再発があった場合のみ冠動脈造影を行うという考えかたです。

「selective invasive strategy」に比べ、「routine invasive strategy」は死亡や心筋梗塞のリスク、ACS再発による再入院を減らすとの報告があり[5]、特に心筋バイオマーカーが陽性な患者さんやハイリスク患者さんにおいて有用性が高いといわれています[6, 7]。そこで現在のアメリカ心臓病学会（AHA）、ヨーロッパ心臓病学会（ESC）のガイドラインでは基本的に「routine invasive strategy」を推奨し、低リスク患者さんや患者さんの希望がない場合に「selective invasive strategy」を行うとしています。

心臓カテーテル検査施行のタイミング

このように基本的には心臓カテーテル検査が施行されますが、どのタイミングで行うのがよいのでしょうか。そこで重要なのは患者さんのリスク分類（表2）[8]であり、リスクによりカテーテルを行うタイミングを決定します。

表2[8]の「Very-high-risk criteria」を満たす患者さんは、未治療でいることで長期予後、短期予後ともに不良であるため、2時間以内の心臓カテーテル検査「immediate invasive strategy」を行います。

次に「High-risk criteria」を満たす患者さんは、24時間以内の心臓カテーテル検査「early invasive strategy」を行います。

そして「Intermediate-risk criteria」を満たす患者さんは、72時間以内の心臓カテーテ

ル検査「invasive strategy」を行います。
　これらのcriteriaを満たさない患者さんは、虚血性心疾患のイベント発症リスクが低いと考えられ、心臓カテーテル検査を行う前に、ほかの非侵襲的検査が推奨されます[8]。

ACS疑いの患者さんのマネジメント

　日常診療においては、ACSが疑われるが診断に至らない患者さんに出会うことは少なくありません。これらの患者さんに対し、ESCガイドライン2015では0h/3h rule out algorithmによる評価を推奨しています（図2）[8]。

　これは、心筋梗塞発症後6時間以内はトロポニンが上昇していない可能性があることから、発症早期のACSを見逃さないために用いられているアルゴリズムです。

カテーテル検査・治療施行時の準備

　施設間で多少の違いはありますが、カテーテル検査をいざ行うとなった場合、以下のような準備が求められます。
- 末梢静脈路の確保（右手からカテーテルを行うことが多いため、左上肢に確保）
- 12誘導心電図、血液検査の施行
- 橈骨動脈や足背動脈のマーキング
- 診療放射線技師や臨床検査技師への連絡
- 抗血小板薬の内服（アスピリン162〜325mgとプラスグレル塩酸塩20mgもしく

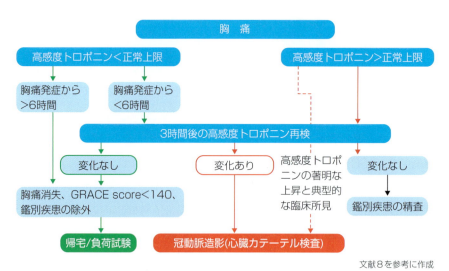

図2 ● 0h/3h rule out algorithm

文献8を参考に作成

はクロピドグレル硫酸塩300mgの2剤）
- 同意書などの必要書類の確認
- バイタルサインや家族背景、貴重品（財布や携帯電話）、身に着けてきたもの（洋服、メガネ、アクセサリー、入れ歯など）の申し送り
- 大腿動脈からカテーテルを行う場合は、尿道カテーテルの留置と剃毛

これらのことを速やかに行う必要があります。特に前述のSTEMIの場合は、これらの準備のためにカテーテル室への入室が遅れることは、決してあってはならず、一人ひとりの看護師の理解が求められるのと同時に、胸痛患者さんが来院した際のマニュアルやチェックリストの作成など、施設における対応を事前に準備しておくことが重要となります。

おわりに

ACSの病態、診断、マネジメントについて解説しました。ACSの初期治療は時間との戦いでもあることから、救急に慣れていない人にとっては「嵐のように過ぎ去ってしまう」と感じることも多いと思います。本稿が皆さんの明日からの臨床に役立ち、一人でも多くの患者さんが救えれば幸いです。

《引用・参考文献》
1）Libby, P. Mechanisms of acute coronary syndromes and their implications for therapy. N Engl J Med. 368（21）, 2013, 2004-13.
2）ST上昇型急性心筋梗塞の診療に関するガイドライン（2013年改訂版）. 循環器病の診断と治療に関するガイドライン（2012年度合同研究班報告）. 2013. http://www.j-circ.or.jp/guideline/pdf/JCS2013_kimura_h.pdf
3）鈴木祥司. "急性心筋梗塞（acute myocardial infarction：AMI）". 心電図の読み方パーフェクトマニュアル. 渡辺重行ほか編. 東京, 羊土社, 2006, 170.
4）Amsterdam, EA. et al. 2014 AHA/ACC Guideline for the Management of Patients with Non-ST-Elevation Acute Coronary Syndromes；A report of the American College of Cardiology / American Heart Association Task Force on Practice Guidelines. J Am Coll Cardiol. 64, 2014, e334-584.
5）Bavry, AA. et al. Benefit of early invasive therapy in acute coronary syndromes：a meta-analysis of contemporary randomized clinical trials. J Am Coll Cardiol. 48, 2006, 1319-25.
6）O'Donoghue, M. et al. Early invasive vs conservative treatment strategies in women and men with unstable angina and non-ST-segment elevation myocardial infarction：a meta-analysis. JAMA. 300, 2008, 71-80.
7）Fox, KA. et al. Long-term outcome of a routine versus selective invasive strategy in patients with non-ST-segment elevation acute coronary syndrome a meta-analysis of individual patient data. J Am Coll Cardiol. 55, 2010, 2435-45.
8）Roffi, M. et al. 2015 ESC Guidelines for the management of acute coronary syndromes in patients presenting without persistent ST-segment elevation：Task Force for the Management of Acute Coronary Syndromes in Patients Presenting without Persistent ST-Segment Elevation of the European Society of Cardiology（ESC）. Eur Heart J. 37, 2016, 267-315.

2章 カテの適応疾患、合併症、薬剤について学ぼう　❶ 適応疾患

振り返りチェックシート

できたところにチェックをつけましょう

	チェック項目	
1	カテの適応疾患がわかる	✓
2	狭心症の病態がわかる	✓
3	狭心症の分類がわかる	✓
4	狭心症の典型的な症状がわかる	✓
5	狭心症に非典型的な症状がわかる	✓
6	労作性狭心症の病態がわかる	✓
7	労作性狭心症の分類がわかる	✓
8	労作性狭心症の検査がわかる	✓
9	労作性狭心症の治療がわかる	✓
10	不安定狭心症の病態がわかる	✓
11	不安定狭心症の分類がわかる	✓
12	不安定狭心症の検査がわかる	✓
13	不安定狭心症の治療がわかる	✓
14	冠攣縮性狭心症の病態がわかる	✓
15	冠攣縮性狭心症の検査がわかる	✓
16	冠攣縮性狭心症の治療がわかる	✓
17	急性冠症候群（ACS）の発症メカニズムがわかる	✓
18	ACSの診断方法がわかる	✓
19	ACSの分類がわかる	✓
20	ST上昇型心筋梗塞の初期対応がわかる	✓
21	非ST上昇型心筋梗塞・不安定狭心症の初期対応がわかる	✓
22	ACS患者に対するカテーテル検査・治療の準備がわかる	✓

（南 尚賢）

2章 カテの適応疾患、合併症、薬剤について学ぼう　**❷合併症**

1 造影剤アレルギー

北里大学 医学部循環器内科学 ● **橋本拓弥**（はしもと たくや）

どんな症状がみられるか

ヨード造影剤の副作用は、造影剤の注入直後から30分以内に発現する急性副作用と、造影剤注入後1時間から数日後までに発生する遅発性副作用があります。

急性副作用

初発症状としては、くしゃみ、悪心、嘔吐、発赤、掻痒感、じんましん、頭痛、めまい、咳、発熱、顔面紅潮などがあります。重症化するとアナフィラキシーを起こし、呼吸困難、ショック、意識消失、心停止まできたすことがあり注意が必要です（表1）[1]。

遅発性副作用

一般的に軽い症状が多く、頭痛、悪心、めまい、発赤、掻痒感、じんましんなどが中心で、治療を必要とするものは少ないとされています。極めてまれですが、呼吸困難やショックなどの重い副作用が遅れて出る場合もあります。

表1 ● アナフィラキシーの主な症状と出現頻度

症　状	出現頻度
皮膚症状	90%
じんましん、血管性浮腫	85～90%
顔面紅潮	45～55%
発疹のないかゆみ	2～5%
呼吸器症状	40～60%
呼吸困難、喘鳴	45～50%
喉頭浮腫	50～60%
鼻炎	12～20%
めまい、失神、血圧低下	30～35%
消化器症状	
悪心、下痢、腹痛	25～30%
その他	
頭痛	5～8%
胸痛	4～6%

文献1を参考に作成

副作用の発生頻度は造影剤の種類によっても異なりますが、副作用全体で3％程度、そのうち重篤なものは0.004〜0.04％程度とされています[2]。

治療（図1）[3]

初期対応

造影剤注入開始後、くしゃみ、悪心・嘔吐、掻痒感、じんましん、頭痛、めまい、顔面紅潮などのアレルギー初発症状が発現した際は、まず造影剤の注入をやめ、バイタルサインを確認することが重要です。必要に応じて、静脈ルートの確保、ヒスタミンH_1受容体拮抗薬の投与、モニターによる観察を行いましょう。

呼吸器症状や循環器症状などが出現しアナフィラキシーへの移行が疑われた場合は、多くの処置が必要となる可能性があるため人手を集めましょう。

アナフィラキシー

アナフィラキシーに移行した場合、第一選択薬はアドレナリンの筋注です。

呼吸器症状に対しては、酸素投与を開始し、喘鳴、咳嗽、息切れなどの下気道症状がある場合は$β_2$刺激薬の吸入が有効です。ステロイド薬の点滴は作用発現に数時間を要するため、発症直後の症状改善効果はありませんが、遷延性または二相性アナフィラキシーの防止、緩和に使用されます。

ショックなどの循環器症状に対しては、まずは生理食塩液やリンゲル液による急速輸液

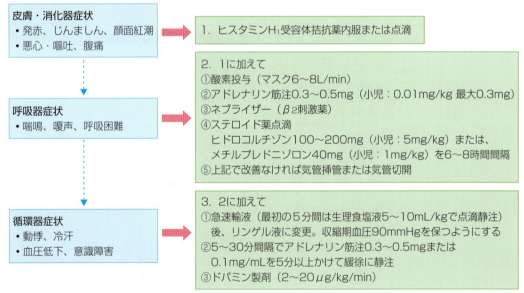

文献3を参考に作成

図1 ● 造影剤アレルギーの治療手順

を行います。血圧低下が遷延する場合は、ドパミン塩酸塩やドブタミン塩酸塩、ノルアドレナリンなどの昇圧薬の点滴静注を検討します。β遮断薬を内服しているとアドレナリンへの反応が乏しいことが報告されており[4]、その場合グルカゴンやアトロピン硫酸塩水和物の投与が必要となることがあります。

管理・看護のポイント

　造影剤アレルギーは呼吸不全や循環不全が短時間で発生、進行しうる病態のため、初発症状を軽視せず、注意深く観察することを心がけましょう。重症化の徴候を見逃さず、迅速に対応することが重要です。

　造影剤アレルギーの発生を確実に予知・予防する方法はありませんが、いくつかの危険因子が報告されており[5,6]、造影検査に先立ち十分な問診、インフォームド・コンセントが重要です。

造影剤アレルギー発現の危険因子

①造影剤に対する中等度もしくは重度の急性副作用の既往

②気管支喘息

③治療を要するアレルギー疾患

　これらの危険因子を有する者の造影検査が必要な場合、ステロイド薬やヒスタミンH_1受容体拮抗薬の前投与による急性副作用発生の危険性軽減が報告されています[5,6]。

　また造影剤による副作用はアレルギーのほかに、腎機能障害（p.114）、ビグアナイド系糖尿病薬を服用中の患者さんに生じる乳酸アシドーシスなどもあり、これらに対しても注意しましょう。

《引用・参考文献》
1) Lieberman, P. et al. The diagnosis and management of anaphylaxis：an updated practice parameter. J Allergy Clin Immunol. 115, 2005, S483-523.
2) Katayama, H. et al. Adverse reactions to ionic and nonionic contrast media. A report from the Japanese Committee on the Safety of Contrast Media. Radiology. 175, 1990, 621-8.
3) 厚生労働省. 重篤副作用疾患別対応マニュアル：アナフィラキシー. 2008.
4) Lang, DM. et al. Increased risk for anaphylactoid reaction from contrast media in patients on beta-adrenergic blockers or with asthma. Ann Intern Med. 115, 1991, 270-6.
5) European Society of Urogenital Radiology. ESUR Guidelines on Contrast Media ver.9.0. http://www.esur.org/guidelines/ （2018年5月閲覧）
6) ACR Committee on Drugs and Contrast Media. ACR Manual on Contrast Media ver.10.2. https://www.acr.org/Quality-Safety/Resources/Contrast-Manual （2018年5月閲覧）

2章 カテの適応疾患、合併症、薬剤について学ぼう ❷合併症

2 ワゴトニー

北里大学医学部 循環器内科学　助教● 前川恵美 (まえかわ えみ)

　ワゴトニーとは、さまざまな生理的反応を引き起こす内臓反射の一つです。この反射は生命維持のための防衛反応ですが、過剰反応をきたすと自律神経症状を伴い、心拍数や血圧の低下を生じ、一時的に全脳虚血となると失神することもあります。

　心臓カテーテル検査室だけでなく、日常臨床でも「ワゴる」「ワゴった」と耳にするワゴトニーの病態生理、対処方法を押さえましょう。

病態生理

　自律神経系は、無意識的・反射的に、内臓および血管平滑筋、心筋、腺を支配し、基本的な生命維持機能を調節しています。自律神経には、交感神経（身体の活動に働く）と副交感神経（身体の安静に働く）があり、互いに拮抗的に作用します。

　副交感神経に含まれる迷走神経（第X脳神経）は、広く枝分かれしています（図1）[1]。機能的には、心拍数や血圧の調整、血中ガス分圧の感知、発話や発汗、胃腸の蠕動運動など に関与しています。

　ワゴトニーは、さまざまな刺激が、広く存在する受容器を介して、迷走神経求心路（末梢から中枢にシグナルを伝達する神経）に伝わり、孤束核（脳幹血管運動中枢）を刺激することで、反射的に迷走神経遠心路（中枢から末梢にシグナルを伝達する神経）からアセチルコリンが遊離され、M_2（ムスカリン）受容体に結合し、末梢の各臓器に伝達される反射です（図2）[2]。

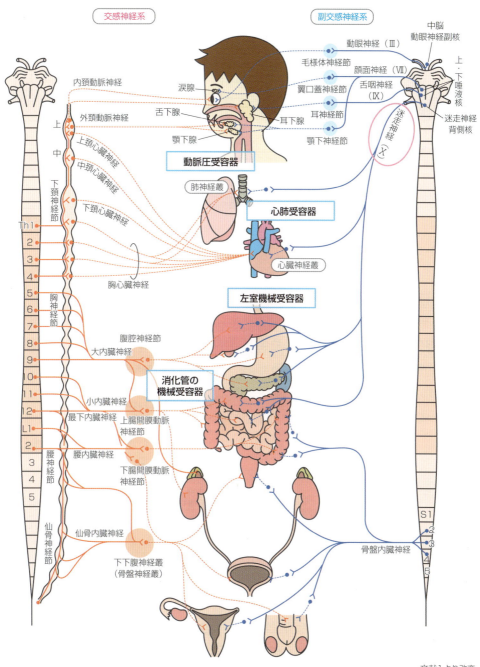

図1 ● 自律神経系の遠心路（実線；節前線維、破線；節後線維）

注1：脊髄神経に混在して皮膚の血管・汗腺・立毛筋に分布する交感神経は省略
注2：副腎髄質は例外的に交感神経節前線維が直接支配し、節後線維をもたない

文献1より改変

2章 カテの適応疾患、合併症、薬剤について学ぼう ❷ 合併症

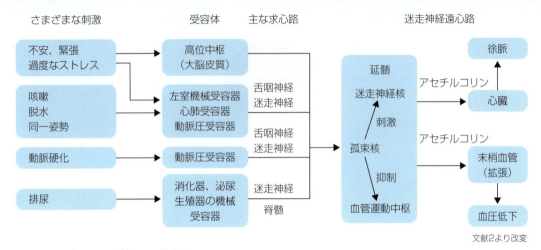

図2 ● ワゴトニーが起こる仕組み

症状

副交感神経の過緊張によって生じる心拍数の低下や、血管拡張による血圧低下による症状が特徴です。しかし、高齢者の場合は典型的な特徴がみられないことがあります（表1）[3]。

表1 ● ワゴトニーの症状

- **血圧低下や心拍数の低下**
- 動悸
- 疲労、全身虚脱
- 頭重感、頭痛・複視
- めまいやふらつき
- もうろうとしたり、あくびが出る
- 視界が白くなる・狭く感じる、眼前暗黒感
- **顔面蒼白**
- **冷汗や悪心・嘔吐**
- 腹部不快感
- 失神、痙攣
- 耳鳴り　　　　　　　　　など

文献3を参考に作成

誘因とその対応

心臓カテーテル検査を受ける患者さんは、さまざまな誘因によりワゴトニーを生じやすいです。その誘因を除去することで予防ができます（表2）。

中国の単施設の研究では、経皮的冠動脈インターベンション（PCI）を受けた患者さんのワゴトニーの出現頻度は4.5％であり、特に大腿穿刺、女性、高血圧、初回のPCI、左前下行枝病変、2つ以上のステント留置の際にリスクが高いことが報告されています[4]。

表2●ワゴトニーの誘因とその対応

誘　因	対　応
・医療環境にさらされている ・緊張・不安 ・強いストレス	・事前に検査やワゴトニーについて説明する ・自覚しうる症状を具体的に説明する ・苦痛がある際は、我慢せず早めに伝えるように指導する
・長時間の禁食 ・脱水状態	・無理のない検査予定を立てる。検査が予定どおり終わるように協力（物品の準備や病棟との連絡など）する ・事前に、十分な輸液が行われているかを確認する
・尿道カテーテル留置	・不要な尿道カテーテル留置は避け、必要な際には固定を工夫する ・事前に排尿を済ませてから入室する
・カテーテル台での同一姿勢	・事前に疼痛部位や楽な姿勢を確認する
・穿刺、血管壁の迷走神経への刺激、痛み、シース抜去	・穿刺やシース抜去の際は、不安が軽減するよう声かけを行う ・血圧・脈拍の変化に特に留意する
・カテーテル後の圧迫 ・血腫	・圧迫の必要性、時間とともに血流うっ滞または同一体位による苦痛が出現する可能性を説明する ・穿刺部の観察 ・抗血小板薬や抗凝固薬などの服用の有無を確認する
・患者背景	・ワゴトニーや動脈硬化性疾患の既往、うつ傾向がある際には生じやすいため、より注意を払う

治療、予防

一般・心理療法

病態の説明

ワゴトニーが危険な疾患ではなく誰にでも起こりうる状態であることを説明し、心理的ストレスを軽減します。場合によっては、精神安定薬の投与も考慮します。

誘因を避ける

ワゴトニーを予防するうえで重要です（表2）。

その他

弾性ストッキングを着用します。下肢への血液貯留を防ぐことで静脈還流量が低下することを防ぎ、血圧低下（特に起立時）を予防します。

薬物療法

ワゴトニーを生じた機序により、有効な薬剤もあれば無効な薬剤もあるので、十分な観察のもとに適切な薬剤を決定する必要があります。心臓カテーテル室で使用する可能性があるものは、抗アレルギー性緩和精神安定剤（アタラックス®-P：25～50mg/回を1分以上かけて静脈内注射または点滴静注など）、アトロピン硫酸塩（0.5mg/回を皮下注射・筋肉内注射・静脈内注射）、プロプラノロール塩酸塩（インデラル®：2～10mg/回を徐々に静脈内注射）があります。

最近の知見

　整形外科の外傷患者さんが対象ですが、研究結果に基づいて作成された実践的な看護計画（EBN）を使用することで、周術期のワゴトニーを大幅に減らすことができたと報告されています[5]。既存の研究結果、過去の臨床経験、患者さんの状況、個々の要求を合わせた看護計画を作成し、治療効果を大きく改善できるように心がけましょう。

おわりに

　最も重要なことは、事前にワゴトニーを予防することです。また、心臓カテーテル室内に患者さんがいる間は、血圧や脈拍の低下、患者さんの顔色や表情などを観察し、早期発見できるように心がけます。

　ワゴトニーが起きた際には、臥位にしたまま点滴を全開にし、アトロピン硫酸塩（0.5mg/回）を準備します。清潔に配慮しながら、できるだけ足を高くします。意識があるときは、生命を脅かすことはめったにないこと、症状が改善するように対応していることを説明し安心させます。

　病態生理を理解し、落ち着いて対応しましょう。

《引用・参考文献》
1）秋田恵一．"自律神経"．カラー図解　人体の正常構造と機能改訂第3版　全10巻縮刷版．坂井建雄ほか編．東京，日本医事新報社，2017，675．
2）野原隆司．失神を究める．東京，メジカルビュー社，2009，44．
3）Sheldon, RS. et al. 2015 heart rhythm society expert consensus statement on the diagnosis and treatment of postural tachycardia syndrome, inappropriate sinus tachycardia, and vasovagal syncope. Heart Rhythm. 12 (6), 2015, e41-63.
4）Li, HY. et al. A risk prediction score model for predicting occurrence of post-PCI vasovagal reflex syndrome：a single center study in Chinese population. J Geriatr Cardiol. 14 (8), 2017, 509-14.
5）Kang, XQ. et al. An analysis of the intervention effect of perioperative evidence-based nursing on orthopedic trauma patients' vagal reflex. Eur Rev Med Pharmacol Sci. 19 (14), 2015, 2537-43.

2章 カテの適応疾患、合併症、薬剤について学ぼう **❷合併症**

3 血栓・塞栓症

北里大学 医学部循環器内科学／小田原市立病院 循環器内科　医長●**飯田祐一郎**（いいだ ゆういちろう）

血栓・塞栓症とは

カテーテル検査・治療の際に起こりうる合併症の1つに血栓・塞栓症がありますが、ここでは大きく2つに分けて、経皮的冠動脈インターベンション（PCI）を施行した血管に対するステント血栓症（stent thrombosis；ST）と、多臓器に生じうる血栓・塞栓症について述べます。

ステント血栓症

●原因

PCIで使用される薬剤溶出性ステントは、冠動脈の再狭窄抑制効果が高く、カテーテル治療で広く使用されています。しかしながら、冠動脈内に金属でできた異物であるステントが露出している状態であり、そこに血栓を形成するリスクが常にある状態です。

ステント血栓症は冠動脈に治療を行った際に起こりうる合併症で、最も恐れられている合併症です。

●発症率

ステント血栓症は、治療で留置したステントが血栓閉塞をきたすものであり、発症率は年率0.4〜0.6％[1]ですが、ステント血栓症のほとんどが心筋梗塞を発症し、30日間の死亡率は15〜48％と高くなります。そのため、

ステント血栓症を予防する目的で抗血小板薬2剤併用療法（dual antiplatelet therapy；DAPT）を行っています。

●分類

ステント血栓症は発症時期により、ステント留置後1カ月以内に起こる亜急性ステント血栓症（subacute stent thrombosis；SAT）、1カ月〜1年以内の遅発性ステント血栓症（late stent thrombosis；LST）、1年以降に発症する超遅発性ステント血栓症（very late stent thrombosis；VLST）に分類されます。

●予測因子

ステント血栓症の予測因子として、長いステント留置例、拡張不良例、糖尿病、急性冠症候群（ACS）、低左心機能、慢性腎不全、早期の抗血小板薬の中止、さらに造影剤がステントの外側に染み出る像（peri-stent contrast staining；PSS）が報告されています[2]（図1）。

多臓器に対する血栓・塞栓症

●原因

多臓器に対する血栓・塞栓症は、脳梗塞、腎梗塞、腸間膜動脈塞栓症などがあり、カテー

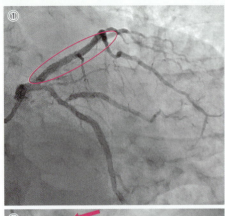
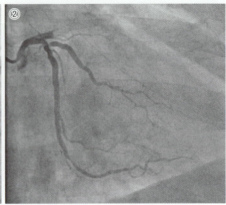
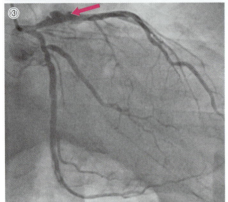

①左前下行枝治療時。◯内ステント留置部位
②治療から4日後。完全閉塞像
③再治療1年後。PSS像出現（←）

図1● 心臓カテーテル検査（亜急性ステント血栓症例）

テルなどの器具の度重なる交換、手技時間が延びることなどがリスクとされます。

　カテーテル操作による血管への直接の傷害によるものや、もともと血管壁に存在する血栓やコレステロールが剥がれることにより、血栓、コレステロールが詰まることがあるとされます。また、カテーテル操作時に空気を混入してしまう、空気塞栓を起こすこともあります。

●脳梗塞の発症率

　特に脳梗塞は心臓カテーテル検査時に起こりうる重症な合併症ですが、頻度に関しては決して高くはなく、1973年のAdamsらの研究[3]では0.23％であったのに対して、1990年代の報告[4,5]では、0.07％と減少傾向にあります。また、冠動脈治療時はやや多く、Craigらの報告[6]で脳血管障害のリスクは0.38％であると示していることからも、冠動脈の治療時にはより起こしやすいと理解しておく必要性があります。

●その他のリスク因子

　また、重症心筋梗塞症例の急性期には血栓症に注意が必要です。そのリスク因子として、広範前壁梗塞、心尖部の無収縮あるいは奇異性運動を認める症例に多く、心尖部に心室瘤を形成しているような症例に関しては注意が

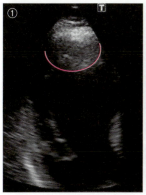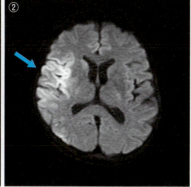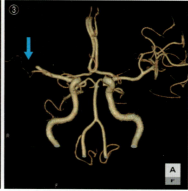

図2● 心筋梗塞後7日目に発症した脳梗塞例
①心エコー図。左室内血栓
②拡散強調画像。右中大脳動脈領域に虚血病巣あり（↘）
③MRA。右中大脳動脈の途絶像（↓）

必要とされます（図2）。

これらの血栓・塞栓症を予防するために、左心カテーテルのシースが挿入されたらヘパリンを注射することが標準とされます。特にPCIを行う際は、ヘパリンを合計（50～70単位/kg）投与し、活性凝固時間（activated coagulation time；ACT）が約300秒程度になるようにします[7]。

血栓・塞栓症の症状、治療、管理・看護

カテーテル合併症として挙げられる血栓・塞栓症ですが、患者さんの変化に早く気づくことが大事です。ここではどんな症状や所見、治療方法があるか、管理・看護のポイントについて説明します。

ステント血栓症

●どんな症状がみられるか

最も注意しなければいけない合併症に挙げられ、急を要するため、検査・治療中のみではなく、治療後にも注意が必要です。治療後に胸痛発作に加え、冷汗や悪心・嘔吐、気分不快などの症状がある場合があります。

●治療はどうするのか

すぐに12誘導心電図をとること、医師へ報告することが必要です。緊急PCIのためにカテーテル室へ直行します。

●管理・看護のポイント

何よりも早く気づくことが大事です。心筋梗塞に特徴的な症状や、特徴的なモニター波形を理解し、怪しいと思ったら12誘導心電図を測定するという習慣が大事です。

脳梗塞

●どんな症状がみられるか

発症のタイミングはカテーテル中でも治療後でも起こりえます。

悪心・嘔吐、めまい、不穏などの意識レベルの変化、言語障害、麻痺、感覚障害、嚥下障害の有無、瞳孔所見などの症状が出る場合があります。

● 治療はどうするのか

脳梗塞の評価を行い、点滴加療やカテーテル治療について検討します。

● 管理・看護のポイント

脳梗塞の発症も早く見つけることが重要になります。

発症から4.5時間以内であればt-PA静注療法が、8時間以内であればカテーテル治療も適応となります。治療ができるか否かによって、患者さんのその後の高次脳機能への差が出てくるため、上記の症状の出現には注意を払っておく必要があります。

腎梗塞

● どんな症状がみられるか

突然の側腹部痛、腹痛とともに悪寒、嘔吐、発熱などが出現します。また、血尿や尿量の低下も認めることがあります。

● 治療はどうするのか

CT、MRIや血管造影などの画像検査を行い、梗塞の評価を行います。

治療方法としては安静、血栓溶解療法、カテーテル治療などがあります。腎不全が進行した場合は人工透析を必要とすることもあります。

● 管理・看護のポイント

特異的な所見・症状に乏しいこともありますが、早期診断・早期治療が重要であり、症状の出現があった際は疑うことが必要です。

カテーテル検査における血栓・塞栓症に関しては、予防のための薬剤投与の確認ができているか、発症をきたした際には早めに気づけるかが重要になります。

《引用・参考文献》

1) Daemen, J. et al. Early and late coronary stent thrombosis of sirolimus-eluting and paclitaxel-eluting stents in routine clinical practice：data from a large two-institutional cohort study. Lancet. 369, 2007, 667-78.
2) ST上昇型急性心筋梗塞の診療に関するガイドライン（2013年改訂版）. 循環器病の診断と治療に関するガイドライン（2012年度合同研究班報告）. 2013. http://www.j-circ.or.jp/guideline/pdf/JCS2013_kimura_h.pdf
3) Akins, PT. et al. Natural history of stenosis from intracranial atherosclerosis by serial angiography. Stroke. 29 (2), 1998, 433-8.
4) Storey, GS. et al Vertebral artery stenting following percutaneous transluminal angioplasty. Technical note. J Neurosurg. 84, 1996, 883-7.
5) Feldman, RI. et al. Use of coronary Palmaz-Schatz stent in the percutaneous treatment of vertebral artery stenosis. Cathet Cardiovasc Diagn. 38, 1996, 312-5.
6) Craig, DR. et al. Intracranial carotid artery stenosis. Stroke. 13, 1980, 825-8.
7) Clark, WM. et al. Safety and efficacy of percutaneous transluminal angioplasty for intracranial atherosclerotic stenosis. Stroke. 26, 1995, 1200-4.

2章 カテの適応疾患、合併症、薬剤について学ぼう　❷合併症

4 冠動脈穿孔・破裂、心タンポナーデ

北里大学 医学部循環器内科学／静岡市立清水病院 循環器内科　医長● 甲斐田豊二（かいだ とよじ）

心臓カテーテルでは、同じ手順で同じように検査や治療を行っても、避けることのできないトラブル、すなわち合併症が起こりえます。

冠動脈に穴が開いてしまう合併症を冠動脈穿孔といい、冠動脈が破けてしまう合併症を冠動脈破裂といいます。また冠動脈穿孔・破裂によって心臓周囲（心囊腔）に血液が溜まってしまい、心臓が動きづらくなってしまう状況を心タンポナーデといいます（図1）。これら冠動脈穿孔・破裂、心タンポナーデは重篤で致死的な合併症なので、注意が必要で、心臓カテーテルに携わる者は常に、これらの合併症を念頭に置く必要があります。

ここでは、冠動脈穿孔・破裂と心タンポナーデについて、それぞれ解説します。

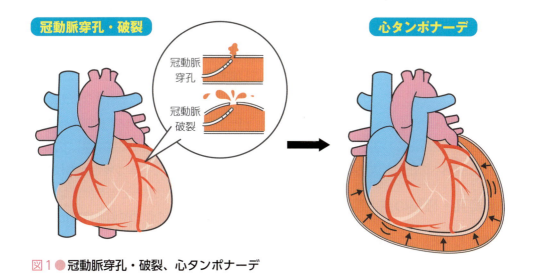

図1● 冠動脈穿孔・破裂、心タンポナーデ

冠動脈穿孔・破裂

冠動脈穿孔・破裂の頻度

冠動脈穿孔・破裂の頻度は、報告によってさまざまですが、おおむね0.5％程度といわれています[1]。また手技別の頻度としては、バルーン拡張のみでは0.2％未満、ロータブ

レータなどの特殊なデバイスを用いると1.3〜1.8％といわれています[2]。

冠動脈穿孔・破裂の原因

治療でガイドワイヤーが冠動脈末梢を穿通する場合や、バルーンやステント留置による血管壁の過拡張、ロータブレータなどによって血管壁を削り過ぎた場合などに生じるといわれています。なかでもガイドワイヤーによる穿通が原因となることが多いと報告されています[3]。

冠動脈穿孔・破裂の種類

冠動脈穿孔・破裂は、心臓カテーテルの造影で3つに分類されます[4]。
①Blow out type：穿孔部位から血管外へ出血血流を認め、造影剤の停滞を認める。
②Woozing type：穿孔部位から血管外へ出血血流を認めるが、造影剤の停滞を認めない。
③Myocardial blushing type：心筋側へのみ出血を認め、造影剤のわずかな停滞を認めるが、血管外への出血血流を認めない。

冠動脈穿孔・破裂の重症度

冠動脈穿孔・破裂は、血管外出血を伴う場合と、伴わない場合で重症度が異なります。血管外出血を伴わない場合、心タンポナーデの発症率は8〜13％で死亡率は0％といわれています[3]。しかし一方で、血管外出血を伴う場合、心タンポナーデの発症率は63％で死亡率は19％といわれています[3]。

冠動脈穿孔・破裂の症状

冠動脈穿孔・破裂による症状は、重症度によってさまざまです。心タンポナーデを伴う重症の場合には、血圧低下や頻脈、意識障害などのショックを起こすこともあります。

冠動脈穿孔・破裂の治療

冠動脈穿孔・破裂の治療も重症度によってさまざまです。

出血量がわずかで自然に止血されることが期待できる場合は経過観察することもあります。あるいは、心臓カテーテルで投与したヘパリンを中和する薬剤を投与し、自然止血を待つこともあります。

穿孔が比較的大きい場合には、穿孔部にバルーンを数十分拡張し止血する場合（図2）、患者さん自身の脂肪組織を穿孔部周囲に注入し血栓化させて止血する場合などがあります。また、止血を目的とした特殊なステント（カバードステント）を用いて止血する場合もあります。これらの止血処置に際して、心筋にダメージを与えてしまう場合がありますが、心タンポナーデに移行し致死的になる場合もあるので、救命のためやむを得ず止血処置を行います。

また、これらの止血処置で効果が得られない場合には、緊急で開胸手術を行うこともあります。

冠動脈穿孔・破裂の管理、看護のポイント

冠動脈穿孔・破裂に気づかず出血量が増え、心タンポナーデやショックを起こしてか

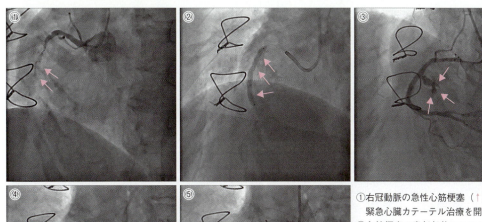

①右冠動脈の急性心筋梗塞（↑）のため、緊急心臓カテーテル治療を開始
②心筋梗塞の責任部位にステントを留置（↑）
③冠動脈穿孔による血管外出血（↑）を認める
④穿孔部でバルーンを長時間、低圧で拡張（↑）し止血処置を試みる
⑤冠動脈穿孔部の止血（↑）に成功し、急性心筋梗塞の再灌流（↑）にも成功

図2● 冠動脈穿孔の治療の実例

ら止血処置を行うのではなく、早期に察知し、止血処置を行うことが重要です。そのため、早期に察知できるように、心臓カテーテル中は常に集中しておくことが重要です。

ガイドワイヤーが冠動脈を穿通した場合や穿通しそうな場合に、ガイドワイヤーの先端が心筋を刺激することがあり、その際には心室期外収縮を認めます。また心タンポナーデの際には、脈圧（収縮期血圧と拡張期血圧の差）が低下し、頻脈傾向となります。そのため、心室期外収縮や頻脈傾向、脈圧低下などに注意しておくことが重要です。

心タンポナーデ

心臓の周囲に血液が貯留し、心臓が拡張しづらくなってしまった状況を心タンポナーデといいます。心タンポナーデをきたした場合、急性心不全から心停止に至り短時間で亡くなってしまうこともあるので、緊急性の高い病態であることを認識する必要があります。

心タンポナーデの症状

心タンポナーデの症状は、低血圧、頸静脈怒張、心音減弱、奇脈（吸気時の10mmHg以上の収縮期血圧の低下）などがいわれています[5]。なかでも特徴的な低血圧、頸静脈怒張、心音減弱をベックの3徴といいます。

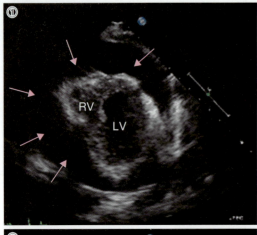
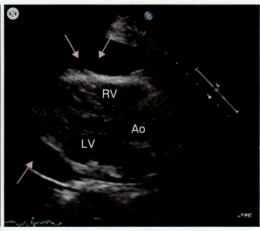
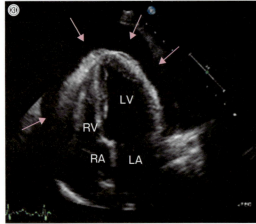

①心窩部からの心エコー画像。心嚢腔に約20mmのエコーフリースペース（出血）（↑）を認め、穿刺可能と思われる
②胸骨左縁第4肋間からの心エコー画像。心嚢腔に約20mmのエコーフリースペース（出血）（↑）を認め、穿刺可能と思われる
③心尖部からの心エコー画像。心嚢腔に約20mmのエコーフリースペース（出血）（↑）を認め、穿刺可能と思われる

図3 ● 心エコー
RA：右心房、RV：右心室、LA：左心房、LV：左心室、Ao：大動脈

心タンポナーデの診断

　ベックの3徴などの身体所見で診断することもありますが、心エコー検査で心嚢液（心膜液）の貯留を確認することが最も迅速で確実な方法です（図3）。

心タンポナーデの治療

　心臓周囲（心嚢腔）の血液を除去することで、心臓の拡張障害を改善することができます。そのため、早期に穿刺針で心嚢液をドレナージすることが重要です。

　ドレナージは剣状突起下から30°の角度で心臓方向（左肩方向）へ、穿刺針を盲目的に刺入する方法[6]などがあります。しかし心臓に穿刺針が刺さってしまったり、気胸を発症させてしまったりすることもありうるハイリスクな手技なので、心エコーガイド下で穿刺針を刺入する方法が安全です。穿刺部は心窩部（剣状突起下）、胸骨左縁第4肋間、心尖部（左第5肋間近傍の心尖拍動部）からが多く、心エコーでより安全に穿刺できる部位を探し

て穿刺します（図3）。

心タンポナーデの管理・看護のポイント

　急変してからの心嚢ドレナージはリスクが極めて高くなるので、早期に発見し、時間的に余裕のある段階での心嚢ドレナージが望ましいです。

　心電図では低電位（R波高が小さくなる）を示すことがあります。また頻脈、脈圧低下、血圧低下、頸静脈怒張などの所見を示すことがあるので、モニターや患者さんの状況を常に気にかけておく必要があります。

　また仮に心タンポナーデを認めた場合には、心エコーが重要となるので、心エコーの機器を迅速に搬入し、電源を入れ、早期に使用できるように準備することが大切です。

《引用・参考文献》

1) Shimony, A. et al. Incidence, risk factors, management and outcomes of coronary artery perforation during percutaneous coronary intervention. Am J Cardiol. 104, 2009, 1674-7.
2) 藤原久義ほか. 冠動脈疾患におけるインターベンション治療の適応ガイドライン. Circ J. 65, 2001, 836.
3) Ellis, SG. et al. Increased coronary perforation in the new device era. Incidence, classification, management, and outcome. Circulation. 90, 1994, 2725-30.
4) 及川裕二. "冠動脈穿孔について教えてください". 今さら聞けない心臓カテーテル. 濱嵜裕司ほか編. 東京, メジカルビュー社, 2010, 264-5.
5) 急性心不全治療ガイドライン（2011年改訂版）. 循環器病の診断と治療に関するガイドライン（2010年度合同研究班報告）. 2013. www.j-circ.or.jp/guideline/pdf/JCS2011_izumi_h.pdf
6) John, RM. et al. How to aspirate the pericardium. Br J Hosp Med. 43, 1990, 221.

2章 カテの適応疾患、合併症、薬剤について学ぼう　❷合併症

5 不整脈

北里大学 医学部循環器内科学　助教●岸原 淳（きしはら じゅん）

どんな症状がみられるか

　心臓カテーテル治療中には、さまざまな種類の不整脈が出現する可能性があります。無症状で経過観察が可能なものから、致死的で迅速な処置を必要とするものまで多岐にわたります。

脈がつくられるしくみ

　まずは不整脈を理解するために、脈がつくられるしくみから簡単に述べます。

●**刺激伝導系**（図1）

　心臓は無数の心筋細胞の集合体です。血液を駆出するポンプ機能を発揮するために、右心房にある洞結節でつくられた刺激が、心房と心室の中間点に位置する房室結節を経て、ヒス束、右脚・左脚、プルキンエ線維を介して心筋に到達します。この刺激を受けて心臓は収縮と拡張を繰り返します。

　不整脈はこの伝達系統に生じる異常により発生し、おおまかには上室性、心室性、徐脈性不整脈に分けられます。

　代表的な不整脈の心電図を図2〜7に示します。

●**不整脈の症状**

　症状としては、心拍数の低下する徐脈性不

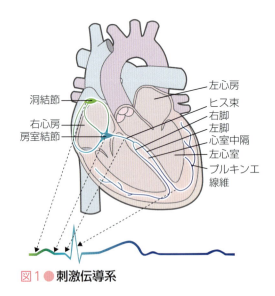

図1●刺激伝導系

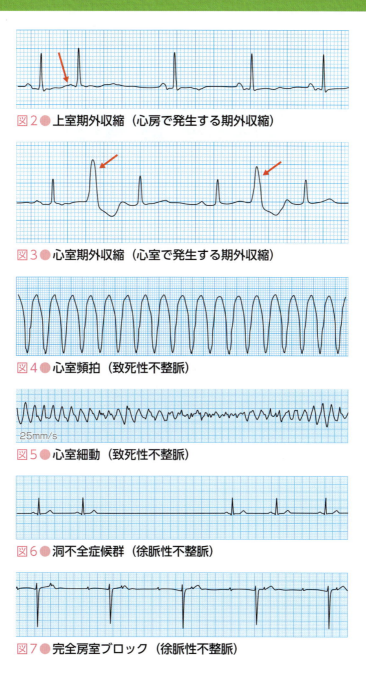

図2● 上室期外収縮（心房で発生する期外収縮）

図3● 心室期外収縮（心室で発生する期外収縮）

図4● 心室頻拍（致死性不整脈）

図5● 心室細動（致死性不整脈）

図6● 洞不全症候群（徐脈性不整脈）

図7● 完全房室ブロック（徐脈性不整脈）

整脈では血圧低下、それに伴う悪心、意識低下があります。一方で、上室、心室性に関わらず心拍数が上昇する頻脈性不整脈では、動悸、血圧低下、それに伴う悪心、意識低下があります。

いずれも患者さんにとっては不快感を伴う症状であることが多いため、圧ラインモニター（図8）や血圧計による血圧値に留意する必要があります。

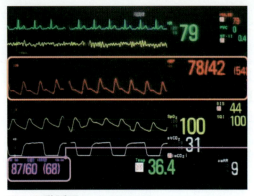

図8●動脈圧ラインモニター

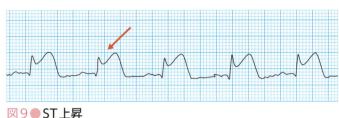

図9●ST上昇

不整脈が発生しやすい状況

では、どのような状況で上記の不整脈が発生しやすいかを概説します。

●冠動脈血流の低下

経皮的冠動脈インターベンション（PCI）時にはバルーンによる拡張やステント留置を行う際に、短時間ですが冠動脈を閉塞します。冠動脈血流の低下に伴って、心電図ではST上昇（図9、時に低下）をきたし、それとほぼ同時に心室不整脈や徐脈性不整脈が発生する可能性があります。

●薬剤投与

またPCI中はさまざまな薬剤を投与します。これらの薬剤に対するアレルギー反応により血圧低下や徐脈性不整脈をきたす場合があります。すべての薬剤はアレルギーをきたす可能性がわずかながらでも存在するため注意が必要です。

●手技

カテーテルが偶発的に心室に迷入した場合に、心室期外収縮が発生することがあります。頻発する心室期外収縮は心室細動へ移行する危険も伴うことがあります。

PCIの手技が急性冠症候群（ACS）に対して行われている場合には、待機的PCIと比較して重症度が高いため、心室頻拍や心室細動が出現する頻度も上昇します。

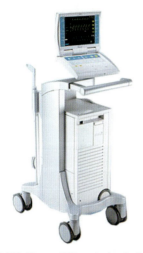

画像提供：ゲティンゲグループ・ジャパン株式会社
図10 ● IABP

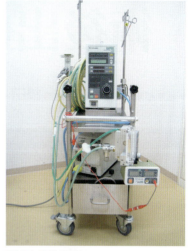

図11 ● PCPS

治療

　治療の基本は、バイタルサインの維持です。
　徐脈の場合には速やかに心拍数を上昇させる必要があります。穿刺などの痛み刺激による徐脈性不整脈に対しては、患者さんに咳払いをさせることなどで軽快する場合もあります。また、アトロピン硫酸塩水和物などの薬剤投与も有効です。
　一方で心室不整脈の場合には、アミオダロン塩酸塩などの薬剤投与を行います。冠動脈再灌流を迅速に行うことが肝要ですが、その達成までに時間を要する場合や困難な場合には、大動脈内バルーンパンピング（IABP、図10）や経皮的心肺補助装置（PCPS、図11）などの機械的補助を要する場合があります。
　血圧低下に対しては、急速輸液や昇圧薬の投与を行います。

管理・看護のポイント

　PCIに伴い出現する不整脈は、迅速な対応を要するものが多いです。常にモニターに表示される心拍数、血圧、経皮的動脈血酸素飽和度（SpO_2）などを確認するだけでなく、患者さんの訴えや表情にも気を配ることが求められます。
　不整脈が生じやすいタイミングを予測することも大切です。主にバルーン拡張時、ステント留置時などです。術者の手技を常に確認し、起きうる合併症を予測することが早期対応につながります。時に術者にその異常をためらうことなく伝達することも必要です。

2章 カテの適応疾患、合併症、薬剤について学ぼう ❷合併症

2章 カテの適応疾患、合併症、薬剤について学ぼう ❷合併症

6 術後出血

北里大学 医学部循環器内科学　助教●鍋田 健（なべた たける）

　心臓カテーテル検査は動脈穿刺を行うこと、多くの患者さんが抗血小板薬を内服していることから、術後出血を生じることがあります。軽度の出血であれば再度の圧迫などで対応できますが、時には広範な皮下血腫を生じることや、仮性動脈瘤を生じて外科的処置を要することがあります。

　これらを防ぐためには術後の適切な止血と、出血が生じてしまった際の対応が重要になり、術後の看護にあたるナースの役割は大きいです。ここでは、アプローチ部位別の止血方法および看護における注意点を説明していきます。

上腕動脈・橈骨動脈アプローチ

　術後の安静度が低いこと、止血が容易であることなどから、近年多くの心臓カテーテル検査が橈骨動脈からのアプローチで行われています。上腕動脈は橈骨動脈穿刺が困難な症例で用いられることが多いです。

止血方法

　術後の圧迫止血にはいくつか方法がありますが、多くの施設では止血専用の空気を入れることで圧迫止血を行うベルト型の器具を用いると思います。

　この器具の使いかたですが、カテーテル検査が終了した後に、シースを抜去する前に穿刺部にベルトを巻き、圧迫部が穿刺部上にくるように固定します。器具にもともと付いている面ファスナーで固定しますが、粘着力が弱く空気を注入する際に外れてしまうことも

あるため、追加でテープを用いてしっかり固定することが大事です。

　シースを抜去した直後は高圧で十分な止血を行い、徐々に圧力を緩めていきます。圧力を緩めるタイミングと減らす量は施設ごとのプロトコルがあると思いますが、アプローチ部位と使用したシースの太さによって異なります。

　除圧を行うのは病棟ナースの役割であることが多いため、カテーテル室（以下、カテ室）看護師は、①現在何mL空気が残っているか、②使用したシースの太さもしくは手技内容を申し送り、病棟看護師はどのタイミングで除圧するかを把握する必要があります。

　器具を外すタイミングは、これも施設によって異なりますが、遅くとも手技を行った翌日には外します。

> **カテ室ナースのポイント**
> ①きちんとベルトが巻かれ、空気の圧迫部が穿刺部の上にあるかを確認する。
> ②退室時の残り空気量と、次の除圧タイミングを確認するために、使用したシースの太さもしくは手技内容を申し送る。

術後出血の発見と対応

　最も術後出血を起こす頻度が高いのは除圧を行った際です。そのため除圧を行うときはゆっくりと圧を下げるようにして、圧が減った後も数秒は出血しないかを確認することが重要です。

　出血してしまった場合は、抜いた分の圧を戻すことで止血できることが多いですが、止血しないようであれば器具の上から用手圧迫を行ったうえで、医師へ報告し指示を仰ぐことが必要です。

　また、表面から出血していなくても皮下血腫を生じることもあります（図1）。その場合は穿刺部周囲の腫脹がみられるため、こちらも注意する必要があります。

　特に上腕動脈で多いのですが、圧迫による疼痛から、患者さんから早期に除圧を求められることがあります。ただ早期の除圧は術後出血のリスクになるため、圧迫部遠位の血流が保たれているならば（図2）、必要性を説明し我慢してもらうことが大事です。もし耐えられない場合は、医師に相談し指示を仰ぎ、早期の除圧を行うか、NSAIDsなどの鎮痛薬を用いることもあります。

　疼痛が皮下出血に伴う腫脹により生じているものであれば、早期に対応が必要です。前

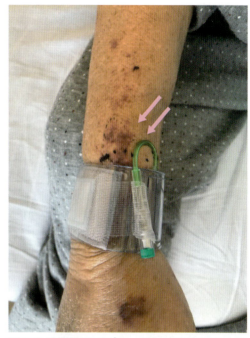

図1● 橈骨動脈アプローチ後皮下血腫を生じた症例
止血バンドの手前で皮下血腫が見られる。この場合、範囲が広がらないかマーキング（←）して注意深く観察することが大事である

述したような圧迫止血を行いつつ、早期に医師による診察を依頼しましょう。

　出血を減らす最大のポイントは、穿刺部位を動かさない（曲げない）ことです。前述したように、きちんと患者さんの腕に巻くことと、安静の重要性を説明しましょう。ただし、あらかじめ説明していても無意識に動かしてしまうこともあるため、当院ではシーネを用いて固定するようにしています。

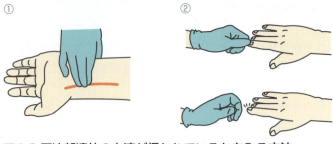

図2● 圧迫部遠位の血流が保たれているかをみる方法
①橈骨動脈が触知できるかを確認（上腕動脈圧迫時）
②指の爪床を圧迫し速やかに色調が戻るかを確認（橈骨動脈圧迫時）
圧迫部遠位の色調変化は多くの場合で生じるので、上記方法で血流が保持されているかを確認することが大事である

橈骨動脈・上腕動脈アプローチの術後出血の注意点

①除圧を行う際が最も危険なので、きちんと観察を行う。
②疼痛があっても十分止血することの重要性を説明する。
③穿刺部周囲の腫脹は皮下出血のサインなので注意する。
④穿刺部を動かさないことの重要性を十分説明し、シーネ固定なども併用する。

大腿動脈アプローチ

止血方法

　大腿動脈アプローチの場合、空気を用いて止血するデバイスは存在しないため、多くの場合、シース抜去後に医師が用手圧迫を行います。止血を確認した後も、そのままであると再度出血する恐れがあるため、アンギオロール（止血綿）と強めのテープを用いて圧迫した状態で帰室することが多いです（図3）。これはアンジオシール®などの止血デバイスを用いた場合でも同様です。

　どのタイミングで安静度を上げるか、圧迫解除をするか、砂嚢などを用いてさらに強く圧迫するかは施設によって異なります。当施設では、大腿動脈アプローチを行った場合は翌朝まで圧迫を継続しています。

　大腿動脈アプローチでは、上肢からのアプローチに増して安静が重要になります。長時間臥床になることは患者さんの負担が大きいため、こちらも重要性を十分に説明することが必要です。疼痛が強ければNSAIDsなどの鎮痛薬を用いることがあります。

術後出血の発見と対応

　大腿動脈アプローチでは穿刺部出血がみられても、上肢とは異なり術衣とテープで穿刺部が隠れているため、圧迫しているテープに血がにじんだり、出血により冷たい感じがす

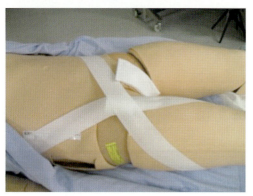

図3 ● **大腿動脈アプローチでの止血見本**

るといった訴えで見つかることが多いです。その際は、血圧・心拍数といったバイタルサインを測定しつつ穿刺部の圧迫止血を行い、医師の診察を依頼します。

体表面ではなく後腹膜へ出血している場合は、見た目にはわからないこともあります。その場合は、腹部の張り、気分不快、冷汗などといった症状が出ることがあり、バイタルサインを測定したうえで速やかに医師に報告するべきです。

大腿動脈アプローチの圧迫解除の際は、再出血に注意しつつテープを剥がしていきます。粘着性の強いテープを用いていることから剥がす際に痛みを生じるため、愛護的に声かけをしつつ、さらに皮膚トラブルに注意しながら行うことが大切です。

> **大腿動脈アプローチの術後出血の注意点**
> ①上肢からのアプローチ以上に、安静の重要性を説明する。
> ②出血に気がつかないことも多いので、患者さんの訴えにも注意する。
> ③穿刺部出血がみられたら、バイタルサインの確認と圧迫止血を行い、医師の診察を依頼する。
> ④圧迫解除は痛みを伴うため愛護的に行う。

おわりに

術後出血は、安静を中心とした適切な対応でその頻度を減らすことができます。また生じてしまっても、圧迫止血を行い速やかに対応することで大事に至るのを防ぐことができます。そのためにも注意するべきポイントを認識して、患者さんの看護に臨むことが大切です。

2章 カテの適応疾患、合併症、薬剤について学ぼう　**❷合併症**

7 腎機能障害

北里大学 医学部循環器内科学　助教● 石井俊輔（いしい しゅんすけ）

どんな症状がみられるのか

造影剤腎症

造影剤を用いたカテーテル検査、治療に伴った合併症の一つとして腎機能障害が挙げられます。代表的なものとしては、造影剤腎症があります。

造影剤腎症には、いくつかの診断基準が存在しますが、一般的には造影剤投与後、72時間以内に血清クレアチニン値が前値より0.5mg/dL以上または25％以上増加した場合に造影剤腎症と診断します。また、尿量が6時間にわたって0.5mL/kg/h以下に減少した場合にも造影剤腎症を考慮する必要があります。

診断基準からもわかるように、多くは無症候であり、看護管理上は、尿量低下のサインぐらいしかない場合がほとんどです。

造影剤腎症による腎機能障害のほとんどは可逆的で、血清クレアチニン値は3〜5日後にピークに達し、7〜14日後に前値に戻るのが一般的ですが、症例によっては、腎機能低下が進行し、人工透析が必要となる場合もあります。

コレステロール塞栓症

カテーテル検査、治療後に生じる同様の腎機能障害にコレステロール塞栓症があります。頻度は低いものの（1％弱）、予後不良であることからも造影剤腎症との鑑別が必要です。

コレステロール塞栓症により、腎機能障害が生じた場合には30〜60％程度が透析を要し、そのうちの半数以上が永続的に透析療法を必要とするとされています。コレステロール塞栓症は、数日〜数週間後と遷延性かつ進行性に腎機能が低下し、腎機能障害は一般的に不可逆的で、進行性の経過をたどる症例も存在します。

多くは身体所見に徴候が現れるため、鑑別に重要なサインを見逃さないことが重要です。全身の塞栓症であるため、下肢の網状皮斑、チアノーゼあるいはblue toeなどの皮膚症状や、発熱、関節痛、全身倦怠感、好酸球増多、CRP（C反応性蛋白）上昇、血清補体の低下や血沈亢進などが認められた場合には、本症を疑う必要があります。

治　療

カテーテル検査、治療後の腎機能障害に対する有効な治療は、ほとんどないといっても過言ではありません。

造影剤腎症

造影剤腎症発症後においては、体液量が低下していると考えられる場合にのみ輸液療法が考慮されますが、2〜3日以内に腎機能の回復が得られない場合には腎性の急性腎障害と判断し、過剰な輸液はむしろ控えるべきです。

尿量確保を目的としたループ利尿薬投与は、有害である可能性があります。低用量ドパミン投与も、腎機能障害の進行を抑制するエビデンスに乏しいです。すなわち、腎機能障害の改善をじっとこらえるしか手立てがなく、体液量、電解質や酸塩基平衡異常により全身状態が不良となるような腎不全状態に陥れば、救命のために透析療法を行うこととなります。

コレステロール塞栓症

コレステロール塞栓症においては、ステロイド療法やLDLアフェレーシス（血液中から悪玉コレステロールを除去する）の有効性を示す報告[1]もありますが、現段階においては、十分な治療法は確立されておらず、必要に応じた透析療法を行うことが主眼となっています。

管理・看護のポイント

検査前のリスク評価

カテーテル検査、治療後の腎機能障害に対しては、前段階のリスク評価と発症予防が最も重要です。造影前の腎機能、年齢、糖尿病の有無、NSAIDsや利尿薬の使用などは、造影剤腎症発症のリスク因子となります。

造影剤腎症発症のリスクは腎機能低下に応じて増加するので、造影前にできるだけ直近の血清クレアチニン値を用いて腎機能を評価することが重要です。慢性腎臓病患者さん（eGFR＜60mL/min）はカテーテル検査、治療による造影剤腎症発症のリスクが増加する可能性が高くなります。具体的に、造影剤腎症の発生頻度は、腎機能別にみるとeGFR≧60mL/minで4.1%、45mL/min≦eGFR＜60mL/minで2.6%、30mL/min≦eGFR＜45mL/minで4.2%、eGFR＜30mL/minで13.1%と報告されています[2]。

腎機能が正常な場合でも造影剤腎症を発症しえますが、eGFRが低下するにしたがって発症率が増加し、なかでも蛋白尿の存在や糖尿病の合併は、造影剤腎症発症の危険因子と考えられています。

医療者はカテーテル検査および治療前から発症リスクを想定し、十分なインフォームド・コンセントを行う必要があります。また、検査で使用する造影剤量を可能な限り少なく

することは、造影剤腎症発症のリスクを減少させるため、施行医には、造影剤の投与量を必要最小限とすることが求められ、検査後には造影剤投与量を医療者間で共有する必要があります。

予防法および早期発見

●予防法

造影剤腎症のリスクが高い慢性腎臓病患者さんでは、造影剤腎症の発症を予防するため、生理食塩液を造影検査の前後に、経静脈的に投与することが推奨されています。

慣例的に、検査前後に飲水を増やす手法がとられることがありますが、飲水のみで経静脈的な輸液と同等に造影剤腎症の発症を抑制できるかについてはエビデンスが不十分です。やはり、予防するためには、飲水のみによる水分補給よりも輸液などの十分な対策を講じることが推奨されています。

重炭酸ナトリウム（重曹）液投与は造影剤腎症発症リスクを抑制する可能性があるため、輸液時間が限られた状況においては、重曹液の投与が推奨されています。hANP（ヒト心房性ナトリウム利尿ペプチド）投与や、スタチン投与、造影剤投与後の透析療法は造影剤腎症発症のリスクを減少させないため推奨されていません。

●早期発見のポイント

前述のように、造影剤腎症は、尿量低下が早期発見の重要なサインです。6時間にわたって0.5mL/kg/h以下に尿量が減少した場合は、造影剤腎症を疑います。

それに加えて、下肢の網状皮斑、チアノーゼあるいはblue toeなどの皮膚症状や、発熱、関節痛、全身倦怠感などの全身症状を認める際には、コレステロール塞栓症を疑い、適切な支持療法を行う必要があります。

まとめ

カテーテル検査、治療後の腎機能障害として造影剤腎症およびコレステロール塞栓症があります。特に造影剤腎症は無症候であり、管理の面では早期発見が難しく、確立した治療も乏しいです。術前のリスク評価および十分な予防が重要です。

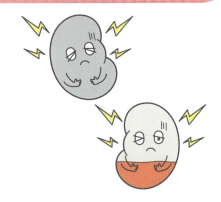

《引用・参考文献》
1) Tamura, K. et al. Acute renal failure due to cholesterol crystal embolism treated with LDL apheresis followed by corticosteroid and candesartan. Clin Exp Nephrol. 7（1）, 2003, 67-71.
2) Saito, Y. et al. Proteinuria and reduced estimated glomerular filtration rate are independent risk factors for contrast-induced nephropathy after cardiac catheterization. Circ J. 79（7）, 2015, 1624-30.

2章 カテの適応疾患、合併症、薬剤について学ぼう ❷合併症

振り返りチェックシート

できたところにチェックをつけましょう

	チェック項目	
1	造影剤アレルギーの症状がわかる	✓
2	造影剤アレルギー患者に対する初期対応、看護のポイントがわかる	✓
3	造影剤アレルギー発現の危険因子がわかる	✓
4	ワゴトニーの病態生理、症状がわかる	✓
5	ワゴトニーの誘引とその対応がわかる	✓
6	ワゴトニーの治療、予防方法がわかる	✓
7	ステント血栓症の発症時期による分類と予測因子がわかる	✓
8	ステント血栓症の症状と治療、看護のポイントがわかる	✓
9	カテーテルによる塞栓症（脳梗塞、腎梗塞など）の機序、予防方法がわかる	✓
10	塞栓症の管理、看護のポイントがわかる	✓
11	冠動脈穿孔・破裂の原因、種類、重症度がわかる	✓
12	冠動脈穿孔・破裂の症状と治療がわかる	✓
13	冠動脈穿孔・破裂の管理、看護でのポイントがわかる	✓
14	心タンポナーデの症状、治療がわかる	✓
15	心タンポナーデの管理、看護でのポイントがわかる	✓
16	心臓カテーテル中にみられる代表的な不整脈とその症状がわかる	✓
17	どのような状況でどんな不整脈が生じやすいかを理解できる	✓
18	カテーテル中の不整脈に対する治療がわかる	✓
19	カテーテル中の不整脈の管理、看護のポイントがわかる	✓
20	アプローチ部位ごとの止血方法とその管理がわかる	✓
21	術後穿刺部出血に対する処置がわかる	✓
22	術後穿刺部の管理、看護のポイントがわかる	✓
23	造影剤腎症、コレステロール塞栓症の症状がわかる	✓
24	造影剤腎症、コレステロール塞栓症の治療がわかる	✓
25	造影剤腎症発症のリスク評価ができる	✓
26	造影剤腎症の予防方法がわかる	✓

（橋本拓弥）

2章 カテの適応疾患、合併症、薬剤について学ぼう ❸薬剤

1 あらかじめ投与しておく薬剤

北里大学 医学部循環器内科学　助教●**及川 淳**（おいかわ じゅん）

一般名　〈未分画ヘパリン〉 ヘパリンナトリウム
商品名　ヘパリンナトリウム、ヘパリンNa

こんな薬剤
- カテーテル中の抗凝固薬として欠かせない薬剤。
- 未分画ヘパリン自体は抗凝固活性を示さず、血漿中の生理凝固阻止因子であるアンチトロンビンⅢ（ATⅢ）を介して血液凝固系を抑制する。
- 効果が半減するのは1時間程度。

用量　1,000単位/1mL。

禁忌　本剤に対する過敏症の既往歴、消化性潰瘍、出血傾向、ヘパリン起因性血小板減少症（heparin-induced thrombocytopenia；HIT。HITの場合は後述のようにアルガトロバン水和物の使用を検討する）。

適応　狭心症、心筋梗塞、虚血性脳血管障害〔脳梗塞、一過性脳虚血発作（transient ischemic attack；TIA）〕、冠動脈バイパス術（CABG）あるいは経皮的冠動脈インターベンション（PCI）施行における血栓・塞栓形成抑制。

副作用　ショック、アナフィラキシー様症状、出血、喘息発作、中毒性表皮壊死融解症（toxic epidermal necrolysis；TEN）、血小板減少、白血球減少。

冠動脈造影（CAG）の際、シース挿入の後に2,000〜3,000単位（2〜3mL）をボーラス投与します。

PCIになった際、残りの2,000〜3,000単位（2〜3mL）を追加投与し、以後、活性凝固時間（activated coagulation time；ACT）を定期的に測定しながら、ACTが300以上になるように調整します（図1）。

管理・看護のポイント

●**当施設における実際の使用法**
　清潔な5mLシリンジにヘパリン5,000単位を準備します。

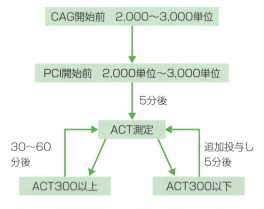

図1●PCI施行時のヘパリン投与の一例

| 一般名 | 硝酸イソソルビド（ISDN） |
| 商品名 | ニトロール®注 |

こんな薬剤 末梢血管を拡張させることにより、降圧、虚血の緩和、心筋酸素消費量の減少の効果があるが、CAGにおける主な役割は冠血管の拡張作用である。

用量 血圧に応じて、冠血管拡張目的に1～2mLを冠注。

禁忌 重篤な肝・腎障害、重篤な脳機能障害、重篤な低血圧や心原性ショック、右室梗塞、閉塞隅角緑内障、硝酸・亜硝酸エステル系薬剤への過敏症、原発性肺高血圧症など。

適応 〈CAG以外〉心不全（急性、慢性）。虚血性心疾患。高血圧の急性治療。

副作用 血圧低下、頭痛、血小板減少、肝機能障害など。

管理・看護のポイント
● 冠攣縮性狭心症を疑う際は注意

冠攣縮性狭心症を疑う際は、ISDN製剤を先に使用することにより攣縮を誘発できなくなる可能性が高いため、上記が疑われる症例に対してはアセチルコリン負荷試験が終わるまでは注射しないようにします。

memo

2章 カテの適応疾患、合併症、薬剤について学ぼう ❸ 薬剤

2 日常的に使用する薬剤

北里大学 医学部循環器内科学 ● 中村洋範（なかむら ひろのり）

使用頻度が高い薬剤

一般名	アスピリン
商品名	バイアスピリン®、バファリン配合錠A81

こんな薬剤
- 少量投与で血小板抑制、抗血栓作用を発揮。
- 内服後4時間ほどで抗血小板作用が出現し、10時間で効果は最大。
- 効果が切れるのは7～10日後。

用量 1日1回100mgを食後に内服。急性心筋梗塞や緊急PCIなどの初期治療時は、一時的に数倍（200～300mg）をローディング。

禁忌 本剤またはサリチル酸系製剤に対する過敏症の既往歴、消化性潰瘍、出血傾向、アスピリン喘息（非ステロイド性消炎鎮痛薬などによる喘息発作の誘発）またはその既往歴、出産予定日12週以内の妊婦、低出生体重児、新生児または乳児。

適応 狭心症、心筋梗塞、虚血性脳血管障害（脳梗塞、TIA、CABGあるいはPCI施行後における血栓・塞栓形成抑制、川崎病。

副作用 ショック、アナフィラキシー様症状、出血、喘息発作、TEN、血小板減少、白血球減少。

管理・看護のポイント
● アスピリン喘息に注意

　重篤な喘息発作の副作用は服用後15～30分、遅くても2時間以内にみられます。アスピリン喘息は成人喘息患者さんの5～10％で発症するといわれており、喘息の既往には注意が必要です。

一般名	クロピドグレル硫酸塩
商品名	プラビックス®

こんな薬剤
- 抗血小板作用による冠動脈ステント留置後の血栓症予防効果が優れており、アスピリンに併用して用いられる（DAPT）。
- プロドラッグであり作用発現に3日間かかるが、ローディングにより効果時期を早めることができる。

用量 維持量として75mgを食後に内服。PCI施行時はローディングで300mgを内服。

禁忌 出血している患者さん、本剤に過敏症の既往歴。

適応 PCIが適用される急性冠症候群（ACS）、安定狭心症、陳旧性心筋梗塞。虚血性脳血管障害。末梢動脈疾患における血栓・塞栓形成の抑制。

副作用 出血、胃十二指腸潰瘍、肝障害、血栓性血

小板減少性紫斑病（thrombotic thrombocytopenic purpura；TTP）、間質性肺炎、汎血球減少、多形滲出性紅斑など。

管理・看護のポイント
● **DAPTに伴う出血傾向に注意**
　PCI治療後にステント血栓症を予防するために、抗血小板薬を2剤併用すること（dual antiplatelet therapy；DAPT）が推奨されています。当然、出血性合併症に注意が必要です。消化性潰瘍を予防するために、プロトンポンプ阻害薬（proton pump inhibitor；PPI）を併用することが重要です。

一般名	プラスグレル塩酸塩
商品名	エフィエント®

こんな薬剤
- クロピドグレルと同様、冠動脈ステント留置後の血栓症予防効果が優れており、アスピリンに併用して用いられる。
- クロピドグレルに比べ作用発現が早い。

用量 20mgを1回経口投与し、維持量として3.75mgを経口投与。

禁忌 出血している患者さん、本剤の成分に対し過敏症の既往歴。

適応 PCIが適用予定のACS、安定狭心症、陳旧性心筋梗塞。

副作用 出血、TTP、過敏症、肝機能障害、腎機能障害など。

管理・看護のポイント
クロピドグレルの項を参照ください。

一般名	リドカイン塩酸塩
商品名	静注用キシロカイン®2%、キシロカイン®注シリンジ

こんな薬剤
- カテーテル検査時の局所麻酔として使用。
- 浸潤麻酔では1％もしくは2％キシロカイン®を使用。

用量 成人に対してリドカインとして、1回200mg（1%液20mL、2％液10mL）を基準最高用量として適宜局所に注射。

禁忌 大量出血やショック、注射部位あるいはその周辺に炎症のある患者、敗血症、本剤またはアミド型局所麻酔薬に過敏症の既往歴など。

適応 カテーテル検査を含む術中・術後疼痛。

副作用 ショック、意識障害、振戦、痙攣、異常感覚、知覚・運動障害、高熱など。

管理・看護のポイント
● **局所麻酔中毒**
　まれにショック、あるいは中毒症状を起こすことがあるので、患者さんの全身状態を観察し、できるだけ必要最小量の投与に努めることが大切です。

使用頻度は高くないがアブレーションや鎮静時に使用する薬剤

一般名 フェンタニルクエン酸塩
商品名 フェンタニル

こんな薬剤
- 作用発現が速やか（2～5分）で持続時間が短い（45～60分）鎮痛薬。
- 人工呼吸器管理中の患者さんにおける気管チューブの刺激・疼痛除去や、カテーテル時の疼痛軽減などの目的で、鎮静薬と併用して使用することもある。

用量
- ワンショット：フェンタニル注射液（1A＝0.1mg/2mL）として1～3μg/kg（体重50kgで1～3mL）を静注。
- 持続静注：体重50kgで10～50μg/hで持続点滴静注。

禁忌 痙攣の既往。

適応 全身麻酔、全身麻酔における疼痛。局所麻酔における鎮痛の補助。術後やがん性疼痛などの激しい疼痛。

副作用 呼吸抑制、無呼吸、血圧低下、アナフィラキシー様症状、不整脈、チアノーゼ、発汗、悪心・嘔吐など。

管理・看護のポイント
● フェンタニルによる血圧低下に注意

　心筋収縮力抑制作用や血管拡張作用は少ないですが、循環血液量低下の患者さんでは血圧低下が起こりやすいので注意が必要です。持続投与時間が長くなるほど血中消失半減期が長くなり、効果が延長する可能性があります。

一般名 デクスメデトミジン塩酸塩
商品名 プレセデックス®

こんな薬剤
- 弱い鎮静・鎮痛作用をもつ選択的α₂アドレナリン受容体作動薬。
- ミダゾラムと比較してせん妄を起こしにくい。
- プロポフォールと異なり、単独使用では深い鎮静にならず、自然な睡眠に近い鎮静作用のため体内時計の狂いが少ない。

用量 デクスメデトミジンを6μg/kg/hの投与速度で10分間静脈内へ持続注入（初期負荷投与）し、続いて患者さんの状態に合わせて至適鎮静レベルが得られるように、維持量として0.2～0.7μg/kg/hの範囲で持続静注。

禁忌 本剤に過敏症の既往歴。

適応 集中治療における人工呼吸中および離脱後の鎮静。局所麻酔下における非挿管での手技および処置時の鎮静。

副作用 徐脈、初期負荷時の血圧上昇。維持投与では血圧低下、低酸素症、呼吸抑制など。

管理・看護のポイント
●緩徐に投与することを徹底しよう

重症呼吸不全や興奮状態の患者さんをデクスメデトミジン単独で鎮静するのは困難なので、フェンタニルやプロポフォールと併用します。急速静注によって重篤な徐脈や高血圧を認めることがあるので、緩徐に持続注入することを厳守し、患者さんの状況を慎重に観察しましょう。

一般名 プロポフォール
商品名 1％ディプリバン®注

こんな薬剤
- 鎮静深度の調節性に優れ、投与中止後の意識の回復がよい「キレ」のいい鎮静薬。
- ミダゾラムよりもせん妄の発生が少ないが、血圧低下が生じやすい。

用量
- 導入：成人には1％製剤を0.05mL/kg/10sec（体重50kgで2.5mLを10秒間）の速度で、就眠が得られるまで静脈内に投与。
- 維持：1％製剤を0.03〜0.3mL/kg/h（体重50kgで1.5〜15mL/h）の投与速度で、適切な麻酔深度が得られるように、患者さんの全身状態を観察しながら投与速度を調節。

禁忌 本剤に対し過敏症の既往歴、小児、妊産婦。

適応 全身麻酔の導入および維持。集中治療における人工呼吸中の鎮静。

副作用 低血圧、アナフィラキシー、気管支痙攣、舌根沈下、てんかん様行動、重篤な徐脈・不整脈、横紋筋融解症、発熱など。

管理・看護のポイント
●長期投与・管理には注意

脂肪乳剤のため細菌汚染のリスクがあり、12時間おきに製剤と輸液ラインの交換が必要です。投与中は気道を確保し、血圧の変動に注意しながら呼吸、循環に対して常に観察しましょう。腎機能障害、肝機能障害患者さんには慎重投与とします。

一般名 ミダゾラム
商品名 ドルミカム®

こんな薬剤
- デクスメデトミジンやプロポフォールと比べて人工呼吸期間延長やせん妄誘発のリスクが高い。
- 血圧低下が少ないベンゾジアゼピン系の全身麻酔薬。
- 臨床現場では、適応外の使用であるが、同期化カルディオバージョン（電気ショック）や経食道心エコー検査、アブレーション時の鎮静などで使用される場合もある。

用量
- ワンショット：ミダゾラム10mg/10mLに希釈し、体重50kgの成人に1.5〜3mgを1分以上かけて静注。
- 持続静注：体重50kgの成人に1.5〜3mg/hで開始し、9mg/hを超えない範囲で増減。

禁忌 本剤に過敏症の既往歴、急性狭隅角緑内障、重症筋無力症、HIVプロテアーゼ阻害薬およ

びHIV逆転写酵素阻害薬を投与中、ショック、昏睡状態、血行動態が不安定な急性アルコール中毒。
適応 麻酔前投与。全身麻酔の導入および維持。集中治療における人工呼吸中の鎮静。歯科・口腔外科領域における手術および処置時の鎮静。
副作用 依存症、無呼吸、呼吸抑制、アナフィラキシーショック、心停止、心室頻拍、悪性症候群など。

管理・看護のポイント
● ミダゾラムはキレが悪い

　ミダゾラムをワンショットで使うと2〜5分で作用が現れ、1〜2時間持続します。フルマゼニルで拮抗できますが、拮抗作用は60分以上続かず再鎮静の恐れがあります。筋弛緩作用もあり転倒のリスクが上がります。腎機能障害があると過鎮静や覚醒遅延を起こしやすくなります。

特殊な状況で使用する薬剤

一般名 ニコランジル
商品名 シグマート®

こんな薬剤
・冠動脈に対する選択性が高く、血圧低下を生じにくい。
・また逆に、心不全加療に用いるには前負荷軽減作用はそれほど強くない。

用量
- 不安定狭心症：生理食塩液または5％ブドウ糖液で0.01〜0.03％溶液とし、2mg/hで投与（例：ニコランジル48mgを生理食塩液500mLに溶解し20mL/hで持続投与）。
- 急性心不全：生理食塩液または5％ブドウ糖液で0.04〜0.25％溶液とし、0.2mg/kgを5分程度かけて静注した後、0.2mg/kg/hで持続静注を開始。血圧に応じて0.05〜0.2mg/kg/hで調節。
- 冠攣縮予防：生理食塩液で1〜2mg/10mLとし、冠動脈内に投与。

禁忌 重篤な肝・腎機能障害、重篤な脳機能障害、重篤な低血圧や心原性ショック、右室梗塞、閉塞隅角緑内障、硝酸・亜硝酸エステル系薬剤への過敏症、原発性肺高血圧症など。
適応 不安定狭心症、急性心不全。
副作用 血圧低下、頭痛、血小板減少、肝機能障害など。

管理・看護のポイント
● 血圧管理と併用薬に注意

　血管拡張作用のため、低血圧や頭痛、動悸などを起こすことがあります。硝酸薬と同様、肺高血圧症や勃起不全治療薬のシルデナフィル、タダラフィルなどを内服中の患者さんに併用することで、過度の血圧低下を引き起こすことがあるため併用禁忌です。

memo

一般名	ニトロプルシドナトリウム水和物
商品名	ニトプロ®

こんな薬剤
- NO（一酸化窒素）のドナーとして考えられており、平滑筋に対してグアニル酸シクラーゼ活性によるcGMPの増加をきたし冠拡張を起こす。
- 脳外科の手術時に低血圧を維持する際や、カテーテル室では冠攣縮予防に使用されることがある。

用量
- 冠攣縮予防：10μgを冠動脈内に投与（例：ニトロプルシド1A〔6mg/2mL〕を半量〔3mg/mL〕にし、生理食塩液で100mLに希釈〔3,000μg/100mL〕し、そこから5mL取って生理食塩液でtotal 15mL〔10μg/mL〕とし、1mLずつ投与）。

禁忌 脳循環不全、ショック、レーベル病（遺伝性視神経萎縮症）、重篤な肝・腎機能障害、高度貧血、ホスホジエステラーゼ5阻害薬、グアニル酸シクラーゼ刺激薬投与中など。

適応 手術時の低血圧維持。手術時の異常高血圧救急処置。

副作用 過度の低血圧、本剤中止後のリバウンド現象、頻脈、不整脈、肝機能異常など。

管理・看護のポイント
● **血圧管理と併用薬に注意**

　過量投与によりシアン中毒を生じるおそれがあります。また、血管拡張作用のため、低血圧や頭痛、動悸などを起こすことがあります。硝酸薬と同様、肺高血圧症や勃起不全治療薬のシルデナフィル、タダラフィルなどを内服中の患者さんに併用することで、過度の血圧低下を引き起こすことがあるため併用禁忌です。

memo

2章

カテの適応疾患、合併症、薬剤について学ぼう ❸ 薬剤

HEART nursing 2018 秋季増刊 ＊125

2章 カテの適応疾患、合併症、薬剤について学ぼう　❸ 薬剤

3 緊急時に使用する薬剤

北里大学 医学部循環器内科学　助教●荒川雄紀（あらかわ ゆうき）

一般名　アドレナリン
商品名　ボスミン®注1mg、アドレナリン注0.1％シリンジ

こんな薬剤　α受容体を介した血圧上昇作用、β受容体を介した強心作用、気管支拡張作用がある。

用量　1回0.2〜1mgを皮下注。蘇生など緊急時においては1回0.25mg以下を静注。ACLSなどでは心肺蘇生時に1mg静注。

禁忌　フェノチアジン系・ブチロフェノン系などの抗精神病薬、α遮断薬、カテコールアミン製剤、アドレナリン作動薬を投与中の患者さん（蘇生時などの緊急時はこの限りではない）。狭隅角や前房が浅いなどの眼圧上昇の素因のある患者さん（閉塞隅角緑内障発作を誘発することがある）。

適応　主にカテーテル室（以下、カテ室）では急性低血圧、ショック、心停止時。気管支喘息の重篤な発作時。

副作用　肺水腫、呼吸困難、心停止。

管理・看護のポイント

カテ室では心肺停止時やショック時など緊急時に使用されることが多い薬剤です。心停止時などは1回1mg静注で使用します。また重篤な気管支喘息発作時に皮下注、筋注することもあります。

一般名　ドパミン塩酸塩
商品名　イノバン®注、カコージン®注、カコージン®D注

こんな薬剤　α受容体を介した血圧上昇作用、β受容体を介した強心作用がある。

用量
- ドパミンとして1〜5γ：μg/kg/minを点滴静注。病態に応じ20γまで増量できる。
- 0.3％に希釈された製剤（カコージン®D注0.3％、イノバン®注0.3％シリンジ）などは、1mL/hの投与で1γ：μg/kg/min（体重50kgの場合）となる。

禁忌　褐色細胞腫の患者さん（カテコールアミンを過剰に産生する腫瘍であるため、症状が悪化する恐れがある）。

適応　急性循環不全（心原性ショック、出血性ショック）。

副作用　末梢血管の収縮による四肢冷感などの末梢虚血。頻脈、不整脈（心室期外収縮、心房細動、心室頻拍など）。悪心・嘔吐、腹部膨満感、腹痛など。

管理・看護のポイント

カテ室では血圧低下時などに使用されることが多い薬剤です。血管外に漏れた場合、注射部位を中心に硬結、静脈炎、壊死などを起こすことがあるので、可能な限り太い静脈からの投与が望ましいです。

一般名	ノルアドレナリン
商品名	ノルアドリナリン®注1mg

こんな薬剤 主としてα受容体を介した強力な血圧上昇作用をもつ。

用量 生理食塩液や5％ブドウ糖液に希釈し0.1〜1.0γ：μg/kg/minで持続静注することが多い。

- 使用例①：ノルアドリナリン®注1mg 6Aを生理食塩液14mLで希釈、total 6mg/20mLとし1mL/hの投与で0.1γ：μg/kg/min（体重50kgの場合）となる。
- 使用例②：ノルアドリナリン®注1mg 5Aを生理食塩液45mLで希釈、total 5mg/50mLとし1mL/hの投与で0.1γ：μg/kg/min（体重50kgの場合）となる。

禁忌 ハロゲン含有吸入麻酔剤投与中の患者さん（頻脈、心房細動を起こす恐れがある）。ほかのカテコールアミン製剤使用中の患者さん（不整脈、場合により心停止を起こす恐れがある）。

適応 各種疾患による急性低血圧またはショック。

副作用 心悸亢進、血圧異常上昇、呼吸困難、肺水腫、徐脈など。悪心・嘔吐、頭痛、めまいなど。

管理・看護のポイント

主に血圧低下時に使用されることが多い薬剤です。非常に強力な血圧上昇作用があるため、静注する場合は血圧の異常上昇をきたさないよう慎重に投与する必要があります。

また血管外に漏れた場合、注射部位を中心に硬結、静脈炎、壊死などを起こすことがあるので、可能な限り太い静脈からの投与が望ましいです。

---

memo

| 一般名 | アトロピン硫酸塩水和物 |
| 商品名 | 硫酸アトロピン、アトロピン硫酸塩注0.5mg |

こんな薬剤 ムスカリン性アセチルコリン受容体を阻害する副交感神経遮断薬（抗コリン薬）で、瞳孔散大や頻脈を引き起こす。

用量 通常0.5mgを静注または皮下注、筋注。

禁忌 緑内障患者さん（抗コリン作用による眼圧上昇により緑内障を悪化させる恐れがある）。前立腺肥大（抗コリン作用により排尿障害を悪化させる恐れがある）。

適応 迷走神経性徐脈および迷走神経性房室伝導障害、そのほかの徐脈および房室伝導障害。

副作用 ショック、アナフィラキシー様症状。口渇、悪心・嘔吐、頭痛、心悸亢進、発疹、顔面潮紅など。

管理・看護のポイント

カテ室では迷走神経反射による徐脈時に使用することが多い薬剤です。急激に徐脈、低血圧となるため迷走神経反射のサイン（突然ぼ〜っとする、生あくびなど）に気を配りましょう。

| 一般名 | アミオダロン塩酸塩 |
| 商品名 | アンカロン®注150 |

こんな薬剤
- 心室細動、血行動態不安定な心室頻拍に対し使用する抗不整脈薬。
- 主に心筋のKチャネル遮断作用により抗不整脈作用を発揮する。
- そのほかにNaチャネル、Caチャネル遮断作用がある。

用量
- 初期急速投与：アミオダロンとして125mg（2.5mL）を5％ブドウ糖液100mLに加え、600mL/hの速度で10分間投与。
- 負荷投与：アミオダロンとして750mg（15mL）を5％ブドウ糖液500mLに加え、ポンプを使用し33mL/hの速度で6時間投与。
- 維持投与：負荷投与が6時間終了した後、17mL/hに投与速度を変更し、同組成で42時間投与。
- ACLSでは心室細動、無脈性心室頻拍に対し300mg静注。

禁忌 洞徐脈、洞房ブロック、重度伝導障害。

適応 電気的除細動抵抗性の心室細動あるいは無脈性心室頻拍による心停止。心室細動、血行動態不安定な心室頻拍で難治性かつ緊急を要する場合。

副作用 間質性肺炎。肝炎、肝機能障害、肝不全。血圧低下、徐脈、心不全、既存の不整脈の重度の悪化、トルサードドポアント（torsades de pointes）。甲状腺機能亢進症。

管理・看護のポイント

本剤の初期急速投与およびボーラス投与時には血圧低下、徐脈に注意してください。

沈殿を生じることがあるので、生理食塩液ではなく5％ブドウ糖液と混合してください。

一般名	**アルガトロバン水和物**
商品名	**ノバスタン®HI注10mg/2mL、アルガトロバン注射液10mg**

こんな薬剤
- カテ室ではヘパリン起因性血小板減少症（heparin-induced thrombocytopenia；HIT）の患者に対し、ヘパリンの代替薬剤として用いる。
- 血液凝固に関与するトロンビンの活性部位に結合し、トロンビンによるフィブリン生成作用、血小板凝集作用、血管収縮作用を阻害し、血液の凝固を防ぐ。

用量
- 適当量の輸液で希釈し、成人にアルガトロバンとして0.1mg/kgを3〜5分かけて静注し、術後4時間までアルガトロバンとして6μg/kg/minを目安に静脈内持続投与。
- 抗凝固療法の継続が必要な場合は、0.7μg/kg/minに減量、活性化部分トロンボプラスチン時間（activated partial thromboplastin time；APTT）を指標に投与量を適宜調整。

禁忌 出血している患者さん（頭蓋内出血、出血性脳梗塞、消化管出血、尿路出血など）。脳梗塞または脳塞栓の恐れがある患者さん（ただしHITの患者さんを除く）。

適応 HITにおける経皮的冠動脈インターベンション（PCI）施行時の血液の凝固防止、血栓症の発症抑制。

副作用 出血性脳梗塞、脳出血、消化管出血などの出血性合併症。劇症肝炎、肝機能障害、黄疸。

管理・看護のポイント

本剤の投与開始から10分程度で活性凝固時間（activated coagulation time；ACT）を測定し、術後4時間まではACTが250〜450秒となるように投与量を調節しましょう。

出血性脳梗塞や消化管出血など出血性合併症を起こす可能性があるため、意識状態やバイタルサインの変化に気を配る必要があります。

2章

カテの適応疾患、合併症、薬剤について学ぼう ❸ 薬剤

HEART nursing 2018 秋季増刊 * 129

2章 カテの適応疾患、合併症、薬剤について学ぼう **❸ 薬剤**

看護
レベルを
確認!

振り返りチェックシート

できたところに
チェックを
つけましょう

	チェック項目	
1	ヘパリンの作用がわかる	✓
2	ヘパリンの適応、禁忌がわかる	✓
3	カテーテル検査開始時のヘパリン投与量がわかる	✓
4	PCI時のヘパリン投与量がわかる	✓
5	硝酸イソソルビド（ISDN）の作用がわかる	✓
6	ISDNの適応、禁忌がわかる	✓
7	ISDNの使用方法がわかる	✓
8	ISDNを使用しない検査を説明できる	✓
9	アスピリンの作用がわかる	✓
10	アスピリンの適応、禁忌がわかる	✓
11	急性心筋梗塞、緊急PCI時のアスピリンの使用方法がわかる	✓
12	クロピドグレル硫酸塩の作用がわかる	✓
13	クロピドグレル硫酸塩の適応、禁忌がわかる	✓
14	クロピドグレル硫酸塩の使用方法がわかる	✓
15	プラスグレルの作用がわかる	✓
16	プラスグレルの適応、禁忌がわかる	✓
17	プラスグレルの使用方法がわかる	✓
18	DAPT（dual antiplatelet therapy）時の注意点がわかる	✓
19	リドカイン塩酸塩の作用がわかる	✓
20	リドカイン塩酸塩の適応、禁忌がわかる	✓
21	リドカイン塩酸塩の使用方法がわかる	✓
22	局所麻酔中毒がわかる	✓
23	フェンタニルクエン酸塩の作用がわかる	✓
24	フェンタニルクエン酸塩の適応、禁忌がわかる	✓
25	フェンタニルクエン酸塩の使用方法がわかる	✓
26	デクスメデトミジン塩酸塩の作用がわかる	✓
27	デクスメデトミジン塩酸塩の適応、禁忌がわかる	✓

28	デクスメデトミジン塩酸塩の使用方法がわかる	✓
29	プロポフォールの作用がわかる	✓
30	プロポフォールの適応、禁忌がわかる	✓
31	プロポフォールの使用方法がわかる	✓
32	ミダゾラムの作用がわかる	✓
33	ミダゾラムの適応、禁忌がわかる	✓
34	ミダゾラムの使用方法がわかる	✓
35	ニコランジルの作用がわかる	✓
36	ニコランジルの適応、禁忌がわかる	✓
37	ニコランジルの使用方法がわかる	✓
38	ニトロプルシドの作用がわかる	✓
39	ニトロプルシドの適応、禁忌がわかる	✓
40	ニトロプルシドの使用方法がわかる	✓
41	アドレナリンの作用がわかる	✓
42	アドレナリンの適応、禁忌がわかる	✓
43	アドレナリンの使用方法がわかる	✓
44	緊急時（心肺停止時、重篤な気管支喘息時）の使用方法がわかる	✓
45	ドパミン塩酸塩の作用がわかる	✓
46	ドパミン塩酸塩の適応、禁忌がわかる	✓
47	ドパミン塩酸塩の使用方法がわかる	✓
48	ノルアドレナリンの作用がわかる	✓
49	ノルアドレナリンの適応、禁忌がわかる	✓
50	ノルアドレナリンの使用方法がわかる	✓
51	アトロピン硫酸塩水和物の作用がわかる	✓
52	アトロピン硫酸塩水和物の適応、禁忌がわかる	✓
53	アトロピン硫酸塩水和物の使用方法がわかる	✓
54	アミオダロン塩酸塩の作用がわかる	✓
55	アミオダロン塩酸塩の適応、禁忌がわかる	✓

2章

カテの適応疾患、合併症、薬剤について学ぼう ❸ 薬剤

56	アミオダロン塩酸塩の使用方法がわかる	✓
57	アルガトロバン水和物の作用がわかる	✓
58	アルガトロバン水和物の適応、禁忌がわかる	✓
59	アルガトロバン水和物の使用方法がわかる	✓

（及川 淳）

3章

さあ、カテ室に入ろう！

3章 さあ、カテ室に入ろう！　**❶準備**

1 カテ室に入るナースの心得は? カテ中はどこにいればいいの?

北里大学病院 放射線科IVRセンター　主任●平 幸恵 (たいら ゆきえ)

カテ室に入る看護師の心得

放射線被曝防護と感染防止

　放射線被曝から、まずは自身の身を守ることです。そのため、被曝防護対策のプロテクター、ゴーグルを装着することは必須であり、X線透視装置から2m以上離れたところで患者さんの観察や記録を行うよう心がけましょう。

　カテーテル検査・治療は清潔操作で行うため、感染対策も欠かせません。また、血液を介するため、自身の感染防止も必要です。以上のことから、帽子、サージカルマスク、手袋、ゴーグル（放射線防護と合わせ）といった標準感染予防策を行う必要があります。室内は、手術室に準じ大抵は陽圧換気となっており、外気（汚染空気）がカテーテル室（以下、カテ室）内に入らないようになっています。その場合は、不必要に出入り口を開けておくのは避けましょう。

安全性への配慮

　カテーテルがスムーズに目的の位置に進まないなどカテーテル操作に時間がかかると、カテーテルの位置や血管走行を確認するため造影剤を用い撮影します。この作業が多いと

造影剤の量やX線量も増え、合併症にもつながります。

　当院では1,000mm/Gyごとに医師に報告し、注意喚起をしています。3時間を超える場合は、造影剤量やX線量を確認しましょう。「造影剤の使用上限値＝造影剤5mL/kg×体重（kg）/血清クレアチニン（mg/dL）」です。体重が50kgの人であれば、おおよそ300mLが上限です。アシスト（造影剤自動注入機）を使用していない場合は、100mLのボトルの3本目を開けるときに、医師にひと声かけてみるのもいいでしょう。

清潔、円滑な介助

　必要なデバイスや薬剤などを医師に渡すのも重要な役割です。それには、治療の流れや必要な物品を理解しておくことが大事です。血管内に異物が入ると血栓が生じやすいため、経皮的冠動脈インターベンション（PCI）中はスムーズにバルーンやステントが出せるようにマイクロガイドワイヤー、バルーン、ステントなどの定位置を把握しておくことも必要です。何がどこにあるのかわかりやすいよう日ごろからカテーテル棚を整理しましょう（図1）。医師に指定されたデバイスを出すと

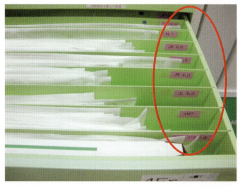
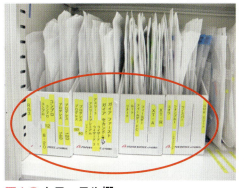
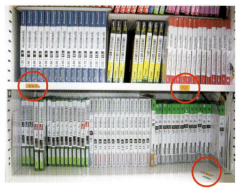

図1 ● カテーテル棚
デバイスは種類ごとに整理し、名称やサイズがわかりやすいようにしておく

3章 さあ、カテ室に入ろう！ ❶準備

きは、種類やサイズを間違えないよう、開ける前に必ず医師に確認しましょう。

また、滅菌物を扱うため、不潔操作にならないよう、デバイスの包装を開けるときや医師に渡す際は十分注意が必要です。そして、デバイス、特にバルーンやステントは高価なので、指定されたものと間違えたり、落下や破損、不潔などで破棄しなければならなくなるような無駄を避けましょう。

医師は、シースを留置するために動脈を穿刺しているとき、そして狭窄部位にマイクロガイドワイヤーを進めているときは非常にデリケートになっています。このときに患者さんが動いてしまったりすると血管損傷などの合併症を引き起こすため、患者さんが安静を保てているかに注意し、患者さんへの支援をしていきます。また、このときに不用意に医師に話しかけ集中力を妨げることにならないように、話しかける際はタイミングを計りましょう。

自由に動けず緊張・不安の状態にある患者さんへの対応

患者さんは処置台に移動後、滅菌シーツをかけられた後は自由に上下肢を動かすことができません。話はできますが、多くの患者さんは訴えたいことがあっても我慢しがちであり、声に出しても小声になってしまいます。患者さんの様子を観察し、適宜声をかけ、苦

痛がないかなどのニーズを確認し、ときに患者さんの代弁者になり医師にニーズを伝え、考慮してもらうことも必要です。特に局所麻酔時やシース挿入時、光干渉断層法（OCT）、バルーンによる血管拡張術（POBA）、インプラント時は苦痛を伴うので、タッチング（手を握る）、励ますなど、そばに寄り添うことも患者さんの安心になります。

患者さんは水平臥床で状況が見えません。これから何を行うのか、今何を行っているのか、進行状況を説明することも患者さんの安寧につながります。

また、患者さんと話ができ、状況の説明や症状の把握がしやすい反面、周囲の会話は患者さんの耳に入り、痛みなどの苦痛につながることもあります。その点も配慮し、患者さんが過度な不安や緊張、苦痛なく検査・治療を受けられるよう、患者さんの状態を把握して事前に対策を行い、施行中の患者さんの様子に注意しておきましょう。安楽に受けられることは緊張や不安を取り除くことにつながります。

寒さ対策を心がけておくことも大事です。機器の保護のため室内は25℃以下に保たれています。患者さんは検査着1枚の状態であり、寒さを訴える人も多いです。寒さ対策は精神的安寧にもつながります。

緊急事態への対応

心臓カテーテル検査・治療は病状の悪化、急変がつきものです。冠動脈穿孔、心房・心室内の損傷による心タンポナーデ、重症不整脈、急激な心機能低下（心不全、冠動脈の閉塞）などです。まれに、血栓が大動脈を介し脳血管に飛び、血栓性脳梗塞に及ぶこともあります。その早期対応のためのドレナージや緊急薬剤などが使用できるように、準備し対応しておくことです。また、緊急事態に備え、BLS、ACLSを習得し、フィジカルアセスメント（呼吸、JCS・GCSの意識レベル）を行って患者さんの観察と判断、対応ができるスキルも必要です。

当院では院内に「119コール」「RRT」といった緊急対応に応じるチームが設けられています（図2）。「おかしい」「変だ」と感じる感性はもっておきましょう。そのためには、PCIやアブレーション（ABL）中に起こりやすいリスクを、検査・治療の流れに合わせて注意しながら、終始介助につくことです。また、その際は、何度も繰り返しますが、患者さんは意識清明下にあり不安をあおらないよう何が起きたのかを簡潔に説明し、落ち着いた態度で接することが大事です。

看護師の立ち位置

被曝防護の観点から、遮蔽板の後方に立ち、X線が出ていないときに患者さんの状態やケアを行います。そのため、患者さんの様子がわかるように頭側にいることです。よって遮蔽板も頭側に置くことです。造影剤を通し、撮影しているときはX線量が高いので離れる

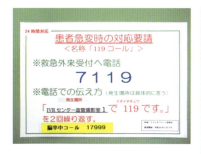 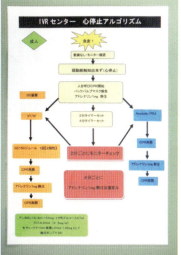

図2 ● 当院での緊急連絡先と心停止アルゴリズムの掲示物

ようにしましょう。

自動血圧計やシリンジなどを置く場所も、この点を考慮し配置しておくことが必要です。

そして、治療の流れによりデバイスがすぐに出せるよう、カテーテル棚の整理を行い効率化が図れるようにしておく必要があります。

3章 さあ、カテ室に入ろう！ ❶準備

3章 さあ、カテ室に入ろう！ ❶準備

2 カテはどんな流れで行うの？

北里大学 医学部循環器内科 ● 根本照世志（ねもと てるよし）

先輩、希望していたカテ室に配属されたのはいいんですが、実際のカテーテル検査の流れや、カテ室での具体的な看護師の役割がわかりません……。

カテーテル検査の流れや看護師の業務は、カテ室で行われる検査や治療のすべての過程において基本となるものだから、早めに覚えておく必要があるわね。

そうですよね……。わたしがしっかりしていないと患者さんにも不安を与えてしまいますよね。

カテーテル検査は短い入院期間で行われるけど、短い関わりのなかでも信頼関係を築いて、患者さんができるだけ安楽に過ごせるような環境を整えてあげることが大事ね。検査前、当日、検査後に分けてケアするポイントを整理しておくと、見落としも少なくなるかもしれないわね。

わかりました！ 早く流れを覚えて、患者さんに信頼されるように頑張ります。

診断カテーテル検査、治療的カテーテルの流れ

　診断カテーテル検査の流れは、心臓カテーテル室（以下、カテ室）で行われる検査・治療のすべての過程において基本となるものであり、十分に把握しておく必要があります。待機的な経皮的冠動脈インターベンション（PCI）は、診断カテーテル検査の流れに準じて行われることが多く、追加すべきこととして、治療的介助、治療に際しての観察項目、注意点などが挙げられます。

　最も重要なことは急変時の対応であり、必要物品の準備や、事前のシミュレーションを行うなど、日ごろから対応の訓練をしておくことも大切です。

　また、どのような検査でも患者さんの不安は大きいものであり、精神的なケアは常に欠かさないように留意しましょう。次のページにカテーテルの流れと具体的な業務・ポイントを示します。

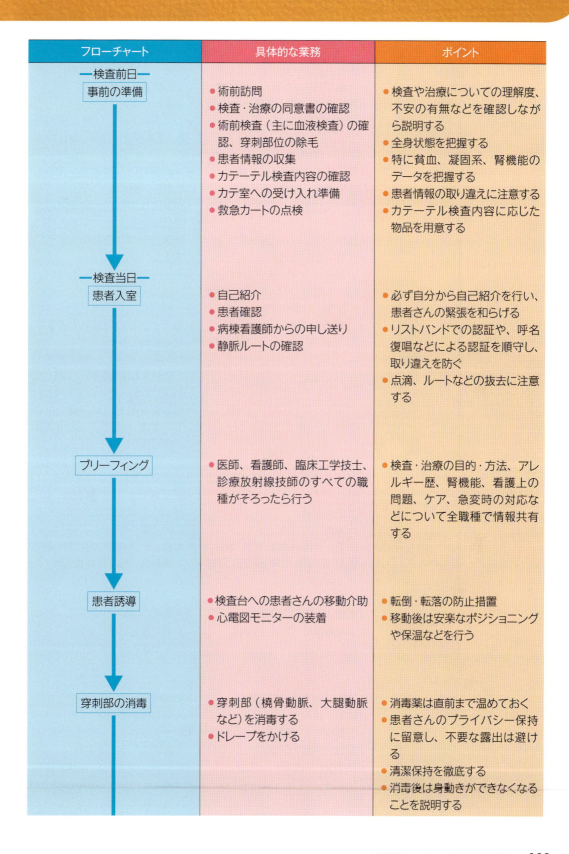

3章 さあ、カテ室に入ろう！ ❶ 準備

フローチャート	具体的な業務	ポイント
―検査前日― 事前の準備	● 術前訪問 ● 検査・治療の同意書の確認 ● 術前検査（主に血液検査）の確認、穿刺部位の除毛 ● 患者情報の収集 ● カテーテル検査内容の確認 ● カテ室への受け入れ準備 ● 救急カートの点検	● 検査や治療についての理解度、不安の有無などを確認しながら説明する ● 全身状態を把握する ● 特に貧血、凝固系、腎機能のデータを把握する ● 患者情報の取り違えに注意する ● カテーテル検査内容に応じた物品を用意する
―検査当日― 患者入室	● 自己紹介 ● 患者確認 ● 病棟看護師からの申し送り ● 静脈ルートの確認	● 必ず自分から自己紹介を行い、患者さんの緊張を和らげる ● リストバンドでの認証や、呼名復唱などによる認証を順守し、取り違えを防ぐ ● 点滴、ルートなどの抜去に注意する
ブリーフィング	● 医師、看護師、臨床工学技士、診療放射線技師のすべての職種がそろったら行う	● 検査・治療の目的・方法、アレルギー歴、腎機能、看護上の問題、ケア、急変時の対応などについて全職種で情報共有する
患者誘導	● 検査台への患者さんの移動介助 ● 心電図モニターの装着	● 転倒・転落の防止措置 ● 移動後は安楽なポジショニングや保温などを行う
穿刺部の消毒	● 穿刺部（橈骨動脈、大腿動脈など）を消毒する ● ドレープをかける	● 消毒薬は直前まで温めておく ● 患者さんのプライバシー保持に留意し、不要な露出は避ける ● 清潔保持を徹底する ● 消毒後は身動きができなくなることを説明する

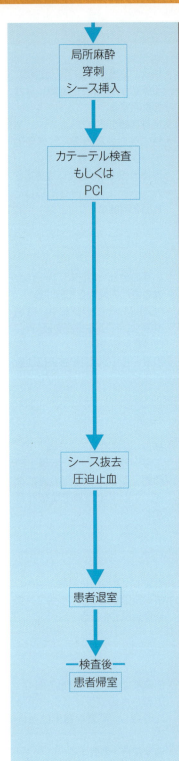

局所麻酔 穿刺 シース挿入	● 患者さんの表情、苦痛の有無、体動、バイタルサインの観察 ● 場合によっては進行中の処置について説明する	● 患者さんの表情を観察し、不安の除去に努める ● 迷走神経反射に注意する ● シース挿入時には圧迫感があることを説明しながら寄り添う
カテーテル検査 もしくは PCI	● 術者の指示に対する介助 ● 撮影体位を調整する ● 造影剤の副作用の有無を観察する ● 観察・モニタリングの継続 ● 検査・治療の記録 ● 治療中の胸痛・自覚症状の有無、バイタルサインや心電図の変化、尿量の観察 ● 合併症への対応	● 体位調整は、清潔野を保持しながら介助する ● 介助時は無駄な放射線被曝を避けるためにも、できるだけ管球のそばに立たないようにする ● カテーテルの刺激による不整脈に注意する ● 合併症の徴候には特に注意して観察する（不整脈、ショック、心タンポナーデ、心破裂など） ● 合併症発生時には必要に応じて手術室・外科チームとの連絡調整を行う
シース抜去 圧迫止血	● 指示された止血デバイスを医師に渡す ● 止血の確認 ● 圧迫固定の介助 ● 圧迫、安静時間を医師に確認 ● 固定後の循環障害の有無をチェックする	● 消毒薬はきれいにふき取る ● 圧迫枕子がずれることにより神経圧迫症状や血栓が生じるため注意する ● 出血、皮下血腫の有無および足背動脈の触知を確認する
患者退室	● 患者さんの移動介助 ● 病棟看護師への申し送り	● 大腿動脈穿刺の場合は、下肢伸展を保ちながら複数のスタッフで患者さんを移動させる
検査後 患者帰室	● 心電図モニターの管理 ● 点滴、投薬 ● 安静保持の介助 ● 術後合併症の観察 ● 循環動態の観察	● 安静保持と穿刺部からの出血の有無を注意深く観察する ● バイタルサイン、尿量などにより循環動態を把握する ● 造影剤の副作用の有無を確認する

3章 さあ、カテ室に入ろう！　❶準備

3 カテ室の準備では、何をしておけばいい？

北里大学病院 放射線科IVRセンター●**原田明日香**（はらだ あすか）

カテ室は見慣れない物品や医療機器、使用する薬剤も多くて覚えるのが大変です。検査や治療が滞らないように介助につけるか、不安でいっぱいです。

カテ室は覚えることが多くて、不安や緊張でいっぱいになるよね。でも、いろんな職種がいるので安心して大丈夫だよ。まずは検査や治療の準備には、何が必要なのか押さえておくと介助や緊急時も安心です。

検査や治療の一連の流れと、合併症を理解しておくと、薬剤や物品の理解につながると思います。

ぼくたちは検査前に透視機器のメンテナンスを行い、常に安定した状態で撮影ができるようにしています。

カテ室では急変も起こりうるため、除細動器などのME機器は点検を行い各検査室に設置し、いつでも使用できるようにしています。検査中は12誘導心電図のモニターを常にチェックしています。

カテ室はそれぞれの職種が協力して役割を担っているんですね。まずは始業前の準備や点検が大事なんですね。

始業前点検

　カテーテル室（以下、カテ室）では、経皮的に動脈を穿刺し冠動脈や心房・心室内の検査・治療を行うため、致死的な合併症が起こる可能性があります。よって急変時には速やかに対応することが要求され、急変対応の医療器具や医療機器の保守点検と、薬剤の準備を万全にしておくことは、カテ室でとても重要になります。

① 救急カートの確認

　救急カートには、急変時に一連の対応ができる換気・気道確保のための器具や、重症不整脈からの心拍再開のためのアドレナリンなどの薬剤がそろっています。器具や薬剤の不足は急変時の対応の遅れにつながるため、これらの確認は始業前点検の重要な業務の一つになります。

　当院では救急カートに取り付けてある「救急カートチェック表」に点検後に捺印し、点検状況が確認できるようにしています。

　また救急カートの上には「点検済・使用後」と表裏に明記しているシートを置いています。始業前点検後は「点検済み」とし、業務終了後は「これから補充・点検」と明記している側を表にしておくことで、点検状況を明確にしています。

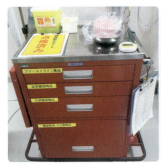
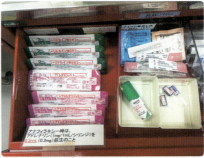
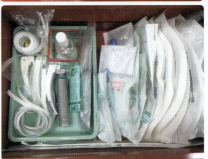
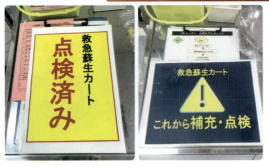

② アウトレット（酸素・吸引・コンプレッサー）の準備

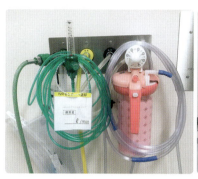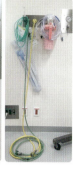

カテ室では検査や治療に伴う合併症や急変により、酸素投与や人工呼吸器管理が必要となる場合があります。また嘔吐や気道確保に伴う吸引が必要であり、アウトレットは常に使用できる状態にしています。

必要物品の準備

① 清潔機材の準備

検査・治療に必要な物品には、アンギオセット、デバイス（シース・ガイドワイヤー・冠動脈造影用カテーテルなど）があります。当院のアンギオセットは、循環器用のディスポーザブルトレイを使用しています。アンギオセット内には、綿球、シリンジ、薬杯、ガーゼ、ドレープなどの衛生材料が入っています。消毒液、使用薬剤やデバイスを追加すれば短時間で準備が完了できます。

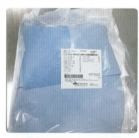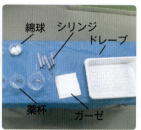

アンギオセット

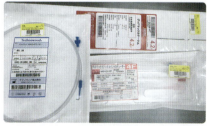

デバイス

❷ 薬剤の準備

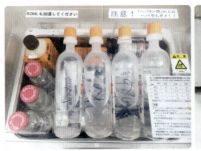 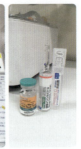

●薬剤の加温

　当院では加温器に、ヘパリン加生理食塩液（生理食塩液500mLにヘパリン2,000単位を加えたもの。生理食塩液のボトルに「2」と記載している）、造影剤、イソジン®、ハイポアルコールガーゼを加温器に入れて常温を維持しています。造影剤は加温することで、粘稠度が減少し、カテーテルからの注入や、高速注入が容易になります。また患者さんへの刺激を少なくすることができます。イソジン®、ハイポアルコールガーゼは使用直前まで加温しておくことで、消毒時の冷感を予防し不快感がないようにしています。

●アンギオセットに追加する薬剤

　検査・治療は局所麻酔下で行うため、1％キシロカイン®をアンギオセット開封後に、薬杯に注ぎ、シース挿入後は血栓形成予防のためヘパリンを投与します。冠動脈造影直前には硝酸イソソルビドを投与するため、あらかじめ1％キシロカイン®、ヘパリン、硝酸イソソルビドを準備し、速やかにアンギオセットの準備が整うようにしています。

❸ モニタリング機器の装着

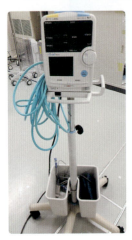

　検査・治療中は患者さんの安全確保のため、非観血的自動血圧計、12誘導心電図、パルスオキシメーター（経皮的動脈血酸素飽和度）を装着し、バイタルサインを観察することが必須です。

　また非観血的自動血圧計のインターバルは基本的に5分に設定しています。徐脈・不整脈・血圧低下時には、速やかにインターバルを連続測定、または1分ごとや2.5分ごとなどに変更し、常に患者さんの状態を観察します。

　患者さんによっては、乳がん術後や閉塞性動脈硬化症（arteriosclerosis obliterans；ASO）、透析シャントがある部位を避けて血圧測定をしています。

> **ワンランクアップ！先輩看護師はこうする**
>
> 当院では、12誘導心電図とパルスオキシメーターは臨床工学技士が準備します。入室時の波形と検査・治療中の波形が比較できるようにし、常にわずかな変化も見逃さないようにしています。循環動態変動時にはカテコールアミンなどを速やかに投与できるように、シリンジポンプ・輸液ポンプを準備しておきます。

④ 処置台の準備

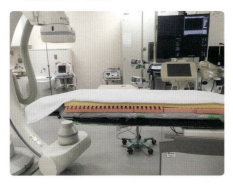

　検査・治療中、患者さんは仰臥位安静の保持が必要です。腰痛や、るい痩により骨突出がある場合は、同一体位による苦痛が生じやすくなります。よって患者さんに合わせたポジショニングの工夫が重要となります。頭部の枕の高さ調整、腰や膝下の隙間に専用のマットを使用し、体圧を分散させるなどの工夫を行います。患者さんができるだけ安楽に検査・治療を受けられるように努めています。

　また、室内の空調は23〜25℃設定で、患者さんは検査着1枚しか着用していないため、寒気を感じることが多いです。当院の保温対策として、綿毛布を常備し、バスタオルと足袋を加温したものを用意しています。

3章 さあ、カテ室に入ろう！ ❶準備

5 緊急薬剤の準備

先にも述べていますが、検査・治療中はさまざまな合併症が予測されます。合併症出現時は、速やかに対応することが重要になるため、急変時の薬剤や物品をあらかじめ準備しておきましょう。

●迷走神経反射

患者さんは不安や緊張を抱えながらカテ室に入室してくることが多く、疼痛を我慢することで、迷走神経反射を起こす場合があります。主な症状としては、冷汗、徐脈、血圧低下、悪心・嘔吐です。すぐに対応できるように、アトロピン硫酸塩水和物、昇圧薬（ネオシネジン、カコージン®など）を準備しています。

特に検査・治療終了後に起こることが多いようです。終了しても患者さんから目を離さないように注意しましょう。

●造影剤アレルギー

冠動脈造影（CAG）・経皮的冠動脈インターベンション（PCI）では必ず造影剤を使用するため、造影剤アレルギーが出現する可能性があります。

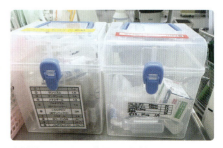

造影剤アレルギーに使用する薬剤

症状はかゆみや発疹、鼻閉感、悪心・嘔吐などから、アナフィラキシーショックと重度のものまであります。そのため、救急カート内にはアドレナリンを常備し、ステロイド剤、H_1・H_2受容体拮抗薬は専用ケースに入れて常備しています。

●slow-flow

PCI中は、バルーン拡張によって破砕された血栓や、プラークが末梢へ飛散し血流障害をきたすslow-flowになることがあります。その場合、胸痛や循環

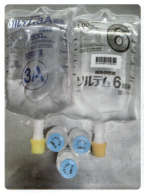
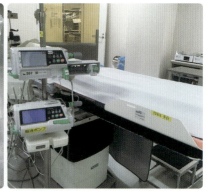

動態の変動が生じるため、すぐに冠動脈拡張薬（ニコランジル）を投与できるように準備しています。また持続投与の場合にもすぐに対応できるように、輸液ポンプを室内に設置しています。

●徐脈

右冠動脈のPCIでは、刺激伝導系に近いところを治療していくため、洞徐脈や房室ブロックのリスクがあります。空咳をすることで交感神経を刺激し回復することがありますが、戻りが悪い場合は一時的体外ペースメーカーを挿入することがあるため、念のためペーシングカテーテルを準備しておきましょう。

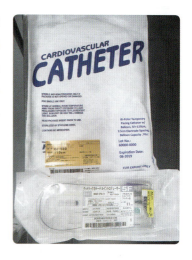

3章 さあ、カテ室に入ろう！ ❶準備

3章 さあ、カテ室に入ろう！　❶準備

4 カテ治療前の患者さんの準備は？

北里大学病院 放射線科IVRセンター ● **石上美貴**（いしがみ みき）

担当の患者さんが、心臓カテーテルについて不安を訴えています。患者さんにどのような声かけをしたらいいのでしょうか？

心臓カテーテルは局所麻酔で行うから、多くの患者さんが痛みに対する恐怖や不安、緊張を抱えていることが多いよね。できる限り安心・安楽な状態で、安全に心臓カテーテルが受けられるようにサポートをしていくことが看護師の大切な役割だと思うよ。

具体的にどのようにサポートをしたらいいのでしょうか……。

まずは、検査や治療に対してイメージができず漠然とした不安を抱えている場合も多くあるから、具体的にイメージできるように説明するといいよ。患者さんが心臓カテーテルの必要性や内容をどのくらい理解されているかを確認することが大切かな。その話の内容から不足している情報や間違ってとらえている情報を把握して、説明を追加してあげると患者さんはイメージしやすいと思うよ。

看護師の役割は

　心臓カテーテルは局所麻酔で行われ、水平臥位の体位を強いられます。患者さんは痛みに対する恐怖や不安、緊張を抱えており、身体を自由に動かせないことによる苦痛も伴います。

　看護師は患者さんの心身の状態を十分に理解し、できる限り安心・安楽な状態で、安全に心臓カテーテルが受けられるようにサポートをしていく必要があります。患者さんの状態について十分な情報収集を行い、事前準備を万端に整えておくことが重要です。

① 術前の情報収集

●現病歴と既往歴

患者さんの全身状態を把握し、心臓カテーテル検査および治療の目的について確認します。そして、既往歴などから身体的問題や参加協力が得られる状態であるか、状態把握をしておきましょう。例えば、脳梗塞による後遺症の有無や腰椎ヘルニアによる腰痛など、術中の安静に影響を及ぼす身体的な問題を事前に予測しておくことが重要です。

また、既往歴により使用できない薬剤などもあるため、緊急時に備えて、使用する可能性がある薬剤については使用の可否について事前に確認をしておくとよいでしょう。

【禁忌薬剤例】

• 前立腺肥大や緑内障：硫酸アトロピンやポララミン®など

●アレルギー歴の確認（造影剤・薬剤・喘息）

ヨード造影剤や局所麻酔薬のアレルギーにより、アナフィラキシーショックなどの重篤な状態に陥る場合があります。なかでも喘息の既往歴がある方は、造影剤によるアレルギー症状や喘息の発作を併発する可能性があるため、注意が必要です。また、ヘパリン起因性血小板減少症（heparin-induced thrombocytopenia；HIT）の方は、術中にヘパリンは使用せず、抗トロンビン薬（アルガトロバン水和物）を使用します。

●採血データの確認（腎機能・感染症）

ヨード造影剤は腎毒性により腎機能低下を及ぼす可能性があります。造影剤腎症を予防するために、血清クレアチニン値（Cr）、推算糸球体濾過量値（eGFR）を事前に確認しましょう。

ワンランクアップ！先輩看護師はこうする

検査および治療中は血管内にカテーテルを挿入するため、出血を伴います。感染症の有無を事前に確認しておくことで、血液の取り扱いに細心の注意を払うことができます。さらに医療従事者が万が一、針刺しや血液汚染を伴った場合に迅速に対応することができます。

3章 さあ、カテ室に入ろう！ ① 準備

❷ 術前訪問

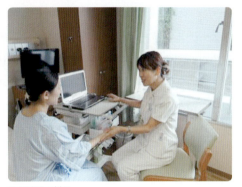

術前訪問の様子

　当院ではカテーテル室（以下、カテ室）の担当看護師は、前日に病室への術前訪問を行っています。インフォームド・コンセントの内容について理解状況を確認し、不足している情報について補足や修正を行います。また、患者さんのニーズや抱えている問題について事前に共有し、対応策などを具体的に提示することで、信頼関係の構築が図れるとともに、当日の安心感にもつながります。

❸ 看護計画

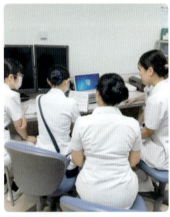

カテ室看護師らのカンファレンス

　当院では、患者さんの事前情報と術前訪問の様子を踏まえて、カテ室の看護師らによるカンファレンスを実施しています。心臓カテーテル中の患者さんの問題点と看護計画の妥当性について意見交換をしています。

【例】
- 腰痛や麻痺などがある場合は、安楽な体位の工夫（体位調整の詳細について記載）
- 難聴や認知力の低下などがある場合は、声のトーンや大きさ、タイミング、わかりやすい言葉などを考慮する
- 体格や年齢に応じた褥瘡対策や保温調整の具体策など

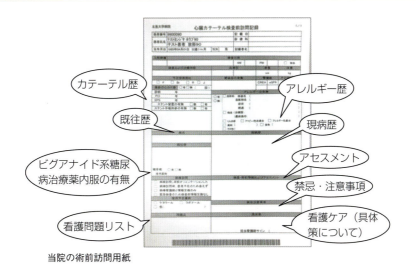

当院の術前訪問用紙

④ 患者さんの準備

●食事

　心臓カテーテル中の急変やアレルギー症状の出現による嘔吐や誤嚥予防のために、当日は食事制限を4時間程度前から行います。

●輸液の管理

　腎機能の低下がある患者さんは前日から輸液を行い、心臓カテーテル後により早く体外へ造影剤が排出できるようにします。腎機能に問題がない場合は、当日から輸液を行います。

●内服薬の服用と中止

【抗凝固薬および抗血小板薬の確認】

　出血のリスクや止血困難に影響をきたすため、事前に確認をしておきましょう。また、PCIを行う場合は抗血小板薬2剤併用療法（dual antiplatelet therapy；DAPT）を行い、ステント留置術の血栓予防を目的として抗血小板薬を2剤内服します。待機的にステント留置術を行う場合は、治療の数日前からDAPT維持量の内服を開始します。通常はアスピリン100mg/dayと、クロピドグレル硫酸塩75mg/dayもしくはプラスグレル塩酸塩

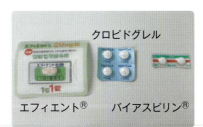

抗血小板薬

3章 さあ、カテ室に入ろう！ ❶準備

3.75mg/dayを併用します。

　緊急でPCIを行う場合はDAPTのローディングが必要で、アスピリン162〜325mgを早く吸収するためにかみ砕いて内服し、クロピドグレル硫酸塩300mgもしくはプラスグレル塩酸塩20mgを内服します。

【中止薬の確認】
　狭心症や心筋梗塞に罹患するリスクファクターの一つとして糖尿病が挙げられます。そのため、心臓カテーテルを受ける患者さんは血糖降下薬を服用している場合が少なくありません。ビグアナイド系糖尿病治療薬を服用している場合は、造影剤を使用することで一過性に腎機能が低下し、乳酸アシドーシスを発症する可能性があります。そのため、造影剤の投与前後48時間は、ビグアナイド系糖尿病治療薬を休薬することが推奨されています。

●穿刺部位の確認と除毛

　心臓カテーテルは、橈骨動脈・上腕動脈・大腿動脈に逆行性にシースを挿入して行います。穿刺部位により準備と心臓カテーテル後の安静度が異なるため、事前に穿刺部位の確認をしておきましょう。

　特に大腿動脈を穿刺する場合は、穿刺部位の清潔を保つために事前に除毛が必要になります。皮膚を傷つけることで常在菌による感染のリスクが高くなるため、電気バリカンなどを用いて安全な方法で行いましょう。

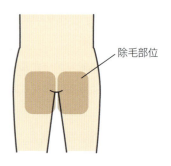

●マーキング

　血栓塞栓症の早期発見のために、事前に橈骨動脈・足背動脈の触知部位にマーキングをしておきます。足背動脈の触知が弱い場合は、後脛骨動脈の触知部位にマーキングをします。触知が困難な場合は、ドプラを用いて血流音を確認します。

　治療後は穿刺部位より末梢動脈部の触知を必ず確認し、血栓症による合併症や血液循環不良の早期発見に努めます。

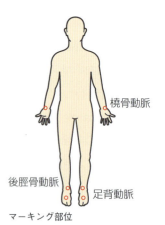

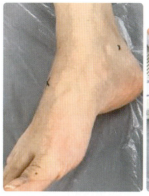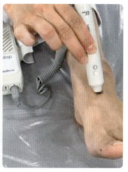

ドプラによる血流音の確認

● **着衣の準備・付属品の除去**

　カテ当日は、ボタンやファスナーがX線画像に写らないように、着脱が簡易である面ファスナーやひもで開閉ができる着衣を使用します。また、入れ歯やアクセサリー、マニキュアなどの装飾品はすべて除去します。

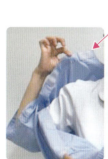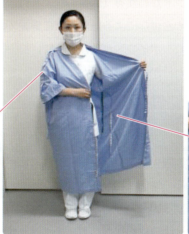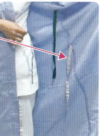

3章 さあ、カテ室に入ろう！ ❶準備

3章 さあ、カテ室に入ろう！　**❶ 準備**

振り返りチェックシート

できたところにチェックをつけましょう

	チェック項目	
1	カテ室での放射線被曝防護がわかる	✓
2	カテ室での感染対策、標準感染対策がわかる	✓
3	カテーテル検査・治療中の造影剤量、総放射線量に注意する	✓
4	カテ室内の機器や検査・治療に必要な物品について把握しておく	✓
5	検査・治療中に物品や機器を出す際には、間違いがないよう、必ず医師に確認する	✓
6	検査・治療中の清潔操作がわかる（カテーテルなど、デバイスを出すときを含める）	✓
7	検査・治療中に患者の安静が保てているか注意する	✓
8	侵襲を伴う処置などの場合には患者の安楽が保てているか注意し、患者の観察と対応をする	✓
9	医師の手技集中ポイントがわかる（患者のケアを行うタイミングがわかる）	✓
10	手技中の病状の悪化や合併症による急変に常に備えておく	✓
11	カテーテル検査の流れ、ポイントがわかる	✓
12	カテーテル治療の流れ、ポイントがわかる	✓
13	カテ室内の救急カートの点検が確実に行える	✓
14	始業前に必要なME機器（自動血圧計、DC、パルスオキシメーター）の点検が確実にできる	✓
15	アウトレット（酸素、吸引、コンプレッサー）の使用方法、点検がわかる	✓
16	検査・治療の必要物品、準備がわかる	✓
17	検査・治療に用いる薬剤の準備がわかる	✓
18	検査・治療開始前に、内容に応じた処置台の準備がわかる	✓
19	検査・治療中の病状の悪化、合併症出現時に用いる薬剤・機器がわかる	✓
20	術前の情報収集（現病歴・既往歴・アレルギー歴・腎機能・感染症の有無）がわかる	✓
21	術前訪問では、検査・治療について患者の理解に合わせて補足や修正を行う	✓
22	術前訪問では、患者の訴えには積極的に耳を傾け、情報共有や対策を立てる	✓
23	術前の情報、術前訪問での対話を踏まえて、検査・治療における看護計画を立てる	✓
24	検査・治療前の禁飲食時間の説明ができる	✓
25	患者の病状に合わせた輸液指示が出ているかを確認する	✓

26	検査・治療に必要な薬剤を内服しているかを確認する	✓
27	検査・治療を受けるにあたり、差し支えのある薬剤の中止指示がなされているかを確認する	✓
28	検査・治療の穿刺部位を確認し、事前準備の説明ができる	✓
29	事前に両側の橈骨動脈・足背動脈の触知が行え、マーキングが正しくできる	✓
30	動脈触知不可能な場合の簡易的血流測定器（ドプラ）の使用方法がわかる	✓
31	検査当日の適切な衣類がわかり、適切な身体準備の説明ができる（貴金属、マニキュアは禁止）	✓

（根本照世志）

3章

さあ、カテ室に入ろう！ ❶準備

3章 さあ、カテ室に入ろう！ ❷カテ前のケア

1 患者さんの入室〜ドレーピング

北里大学 医学部循環器内科学　講師● 下浜孝郎（しもはま たかお）

やっとナースの仕事にも慣れてきたところですが、カテ室に行くのがどうも怖いというか、不安で……。

あなたがそのように感じているくらいだから、患者さんはもっと不安を感じてカテ室に入室してくるの。心カテという短い時間のなかで、ほぼ初対面の患者さんと看護師が信頼関係を築くためには、入室時の関わりがとても大切なの。

先輩はどういうことを心がけているんですか？

"まな板の上の鯉"状態の患者さんがわたしたちに何かを伝える、ということはとても勇気のいることだと思うの。「変わったことはありませんか？」など、積極的に声かけすることが重要ね。「この看護師に何か言えば、きっと何とかしてくれる」といった信頼関係を目標にしているの。

そのような目線で、わたしもこれからカテ室で申し送りを受けられるよう頑張ってみます。

❶ 患者さんの入室時のチェックポイント

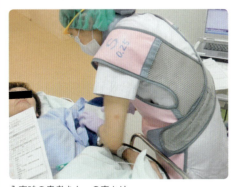
入室時の患者さんへの声かけ

　患者さんが入室したら、最初に名前を言ってもらい、診察券でIDを確認した後、受け付けをします。入室時の患者さんは不安が強く非常に緊張しているので、声かけが大切です。

　血圧測定の準備のため、穿刺部位の腕とは反対側の上腕にマンシェットをしっかりと巻きます。維持透析をしている患者さんの場合には、穿刺する腕の対側にはシャントが存在するため、下腿にマンシェットを巻きます。

　また、患者さんは造影剤腎症（造影剤により腎機能が低下すること）のリスクを抑えるため、前もって点滴の処置がされています。検査中には血圧をコントロールする薬が必要になったり、ヘパリンの追加投与や、造影剤アレルギーに対してステロイドを投与

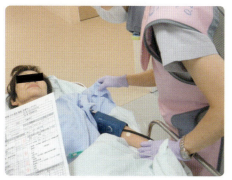

血圧測定の準備

することもあります。緊急時にも速やかに対応ができるよう、あらかじめ点滴ラインがしっかりと確保されているかどうかを確認します。逆血の有無、点滴がフラッシュで滴下するかどうか、刺入部の腫脹がないかどうか、チェックしましょう。

❷ 病棟看護師からカテ室看護師への申し送り

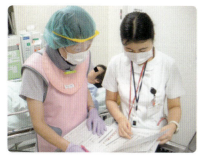

申し送り

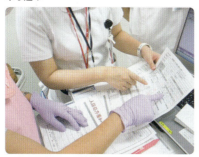

チェックリストの確認

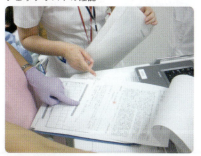

同意書の確認

　次に、病棟看護師から申し送りを受けます。出棟時のバイタルサイン、感染症の有無、最終の飲食時間、糖尿病合併の有無、合併があった場合には血糖降下薬やインスリンについて、穿刺部位、橈骨動脈・足背動脈触知のマーキング、大腿動脈穿刺の場合には除毛の有無、尿道カテーテル留置の有無、心臓カテーテル歴の有無、アレルギーの有無（過去に造影剤アレルギーがなかったか、喘息の既往やアルコールやテープかぶれがなかったか）、あった場合には前投薬の有無（ステロイドや抗アレルギー薬の投与）、安静臥床保持の可否、腰痛や膝痛の有無、難聴の有無、などを確認します。

　いずれもチェックリストや説明同意文書を見て、一つひとつ確認しながら申し送りを受けます。

3章 さあ、カテ室に入ろう！ ❷ カテ前のケア

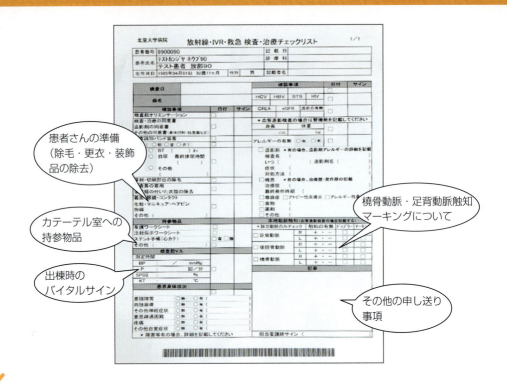

- 患者さんの準備（除毛・更衣・装飾品の除去）
- カテーテル室への持参物品
- 出棟時のバイタルサイン
- 橈骨動脈・足背動脈触知マーキングについて
- その他の申し送り事項

③ タイムアウト、ブリーフィング

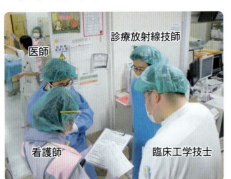

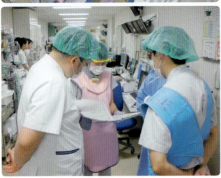

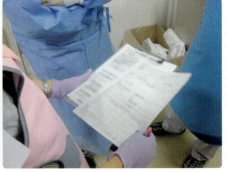

　医師、看護師、診療放射線技師、臨床工学技士など、その場にいるスタッフ全員でタイムアウトという検査前の最終確認を行います。医療安全の観点から、それぞれの立場の情報を提供し共有することで、患者さんが安全かつ安心して検査・治療を受けられるようにすることが目的です。医療チーム内のコミュニケーションを

円滑にし、ためらうことなく相談や報告ができるという効果もあります。

医師：患者氏名、年齢、穿刺部位、腎機能、アレルギーの有無、検査目的やその内容、治療方針とそのリスクなどを報告します。

看護師：看護上の問題点について報告します。例えば、腰痛が強く長時間の安静臥床が厳しい、下肢の下に枕を入れたい、不安感が特に強いので頻回に声かけしたい、右の難聴が強いため左から声かけしたい、皮膚が弱いので止血バンドの前にオプサイト®を巻きたい、などです。

臨床工学技士：FFRの使用の有無や、イメージングデバイスの選択（OCTかIVUSか）、血液ガスのサンプリングの有無などを確認します。

診療放射線技師：左室造影の有無や、腎機能によってシングルプレーンもしくはバイプレーンを使用するかどうかを確認します。

用語解説

タイムアウト WHOが発行した『安全な手術のためのガイドライン2009』によると、『皮膚切開を行う直前の短い期間（1分以内）に、手術チームの全メンバー（執刀医、麻酔科医、看護師とその他全ての関係者）が、患者が正しい患者であること、予定手術部位と予定手術内容を口頭で確認するものである。チームメンバー同士の明確なコミュニケーションを図り、「部位間違い」や「患者間違い」を防ぐ方法である』[1]とある。

用語解説

ブリーフィング 何かをする前に行う事前説明、打ち合わせ、報告のこと。もともとは軍隊用語として使われ、出撃前に作戦についての説明をしたり指示することを意味していたが、航空会社のパイロットが出発前のスタッフとの緻密な打ち合わせをすることから広まった。

memo

④ カテーテル台でのセッティング

●患者確認

患者さんがカテーテル台に移動する前に、患者さん自身に名前を言ってもらいます。

看護師は患者さんのリストバンドを見ながら、氏名とIDを確認して、「○○さん、IDが○○○です」と発言します。診療放射線技師は受け付けされたプリントを確認しながら、臨床工学技士はモニターに反映された画面を確認しながら、それぞれ「○○さん、IDが○○○です」と声に出して氏名確認を行います。

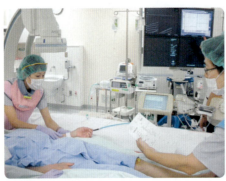
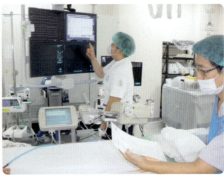

患者さんの氏名確認

診療放射線技師のここをチェック!

PCI治療時にはOCTやIVUSなどのイメージングデバイスや、ときにはロータブレーターなど多くのデバイスを使用することがあるため、医師が手技しやすいように台を設置します。患者さんの膝や足首に負担がかからないようにセッティングすることがポイントです。タオルなどを丸めて活用します。

X線撮影装置や防護アクリルガラスに滅菌のビニールをかけます。

BGMをかけるなど、患者さんがリラックスできる環境づくりに努めることも大切です。

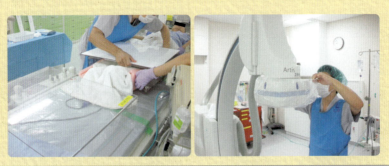

● カテーテル台への移動

　歩ける患者さんには、自ら車いすからカテーテル台に移動してもらいます。カテーテル台は思ったよりも狭く、患者さんは点滴やマンシェットなどで片腕しか使えないので、転倒防止のために必ずサポートしながら、カテーテル台に仰臥位で横になってもらいます。

　カテーテル台にはマットを敷いて腰部や踵部への圧迫を予防します。

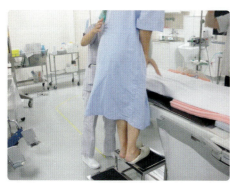
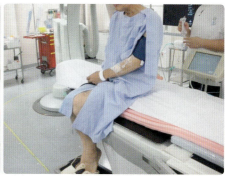

● 保温

　カテ室は機械保護のために25℃以下に設定されています。下半身にバスタオルをかけて保温します。ときには肩や足先にホットパックを用いることもあります。

　寒さ対策は保温だけでなく、筋肉の血流を改善することにより緊張や不安をほぐす効果もあります。

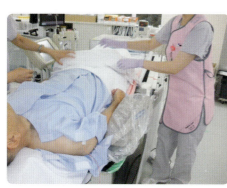
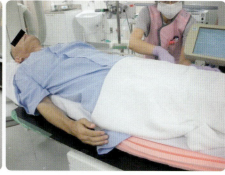

バスタオルで保温

臨床工学技士のここをチェック！

　12誘導心電図の電極を胸部および四肢に貼ります。造影剤インジェクションシステムをセッティングします。
　スワン・ガンツカテーテル検査をする際には、内頚静脈から穿刺するため、頚静脈エコーを準備し、エコープローブに滅菌カバーをかけます。

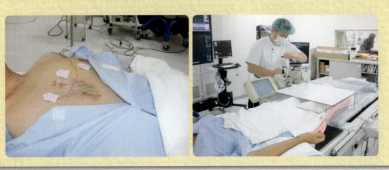

ここで声かけ！

　各スタッフが同時に準備をするため、患者さんが驚くこともありえます。「いろいろな手が伸びてきて検査・治療のための準備をしていますが、心配しないでくださいね」などと声かけをしましょう。
　いずれの心臓カテーテル検査も局所麻酔で施行するため、患者さんは覚醒しています。検査前も検査中も、常にスタッフ全員で声かけすることが大切です。

memo

●穿刺

　心臓カテーテル検査の穿刺部位は、橈骨動脈、上腕動脈、大腿動脈のいずれかが選択されます。

　写真は橈骨動脈です。橈骨動脈穿刺で重要なポイントは、腕のポジショニングです。手首を十分に伸展させることによって、橈骨動脈は固定され皮膚表面まで押し上げられ、穿刺しやすくなります。

　医師がイソジン®消毒液（ポビドンヨード）で穿刺部位を消毒します。

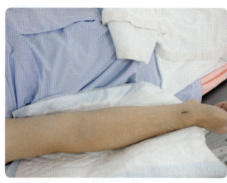

橈骨動脈穿刺のポジショニング　　　　消毒

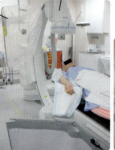

防護アクリルガラス　X線撮影装置

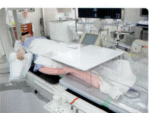

セッティング完了

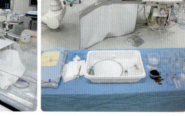

心カテセット一式

●覆布かけ

　患者さんの身体全体を覆うように滅菌された覆布をかけます。この際、看護師や診療放射線技師は布が不潔にならないように広げるサポートをします。

　十分に広い範囲の消毒を行って、滅菌手袋、滅菌ガウン、マスクを着け、帽子をかぶり、患者さんの身体全体を覆う大きな滅菌覆布をかけて、無菌操作を徹底することが感染対策のポイントです。

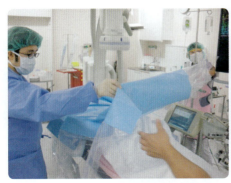
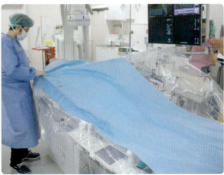

覆布かけ

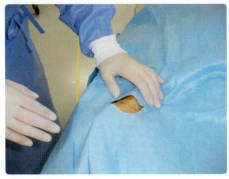

麻酔の開始

《引用・参考文献》
1）日本麻酔科学会. WHO 安全な手術のためのガイドライン2009. 兵庫, 日本麻酔科学会, 2015, 9. http://www.anesth.or.jp/guide/pdf/20150526guideline.pdf（2018年7月閲覧）

3章 さあ、カテ室に入ろう！　**❷カテ前のケア**

看護レベルを確認！ 振り返りチェックシート

> できたところにチェックをつけましょう

	チェック項目	
1	入室時の患者確認ができる	✓
2	点滴ラインがしっかりと確保されているか（逆血の有無、点滴がフラッシュで滴下するかどうか、刺入部の腫脹の有無を含む）を確認できる	✓
3	穿刺部位の腕とは反対側の上腕にマンシェットをしっかりと巻いて血圧測定の準備ができる	✓
4	維持透析患者の場合にはシャントが存在するため、下腿にマンシェットを巻くことができる	✓
5	医師が防水性手術着を着るサポートができる	✓
6	カテ室入室時の申し送りができる	✓
7	出棟時のバイタルサインについて申し送りができる	✓
8	感染症の有無について申し送りができる	✓
9	最終の飲食、糖尿病合併の有無、血糖降下薬やインスリン使用について申し送りを受けることができる	✓
10	穿刺部位の確認、橈骨動脈・足背動脈触知のマーキングができる	✓
11	大腿動脈穿刺の場合には剃毛の有無、尿道カテーテル留置の有無について申し送りを受けることができる	✓
12	心臓カテーテル歴の有無について申し送りができる	✓
13	アレルギーの有無（造影剤アレルギーや喘息の既往を含む）について申し送りができる	✓
14	前投薬の有無（ステロイドや抗アレルギー薬の投与など）について申し送りができる	✓
15	腎機能障害の有無について申し送りができる	✓
16	安静臥床保持の可否、腰痛や膝痛の有無、難聴の有無について申し送りができる	✓
17	医師、診療放射線技師、臨床工学技士など、スタッフ全員とタイムアウトができる	✓
18	タイムアウトで穿刺部位、検査目的やその内容、治療方針とそのリスクなどの情報を共有できる	✓
19	看護上の問題点について報告できる	✓
20	カテーテル台に移動する際の患者確認ができる	✓
21	転倒防止のためカテーテル台への移動をサポートできる	✓

HEART nursing 2018 秋季増刊 * 165

22	カテーテル台にマットを敷いて腰部や踵部への圧迫を予防できる	✓
23	カテ室は25℃以下に設定されているため、下半身にバスタオルをかけて保温できる	✓
24	肩や足先にホットパックを用いて保温できる	✓
25	カテーテル台で緊張して不安を感じている患者に声かけができる	✓
26	心カテセットの準備（消毒、麻酔薬、ニトログリセリン、ヘパリン、カテーテル、ガイドワイヤーなどを含む）のサポートができる	✓
27	穿刺部位を消毒した後、滅菌された覆布を不潔にならないように広げるサポートができる	✓

（下浜孝郎）

3章 さあ、カテ室に入ろう！　❸ カテ中のケア

1 局所麻酔〜デバイス留置

北里大学 医学部循環器内科学　講師／カテーテル主任／病棟主任 ● **東條大輝**（とうじょう たいき）

診断カテーテル検査はなんとか看護できるようになったつもりだけど、PCIってなるとどんなふうに行われるのかわからないし、器具の種類もたくさんあるから不安でいっぱいです。

使用するデバイスや薬剤など、間違えずにドクターに物品出しができるように確認しておいてくださいね。基本的な手技の流れ、器具の種類や使いかたも覚えておきましょう。そうすることで余裕をもって看護することができるようなると思います。

症例ごとに難易度も異なり、穿刺部位や、必要とする手技時間、合併症発生リスクなどもさまざまです。必ず手技前のブリーフィングなどでどのようなPCIをしようとしているのかを確認しておきましょう。

① 局所麻酔

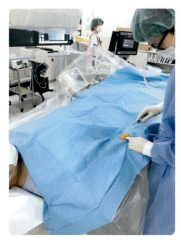
右橈骨動脈穿刺前に局所麻酔を始めようとしているところ

　消毒やドレーピングが終わり、ここからいよいよカテーテル治療そのものが開始となります。本穿刺やシース挿入時の痛みを和らげるため、穿刺部に局所麻酔をします。医師が「それでは局所麻酔をしますね。ちょっとチクッとしますよ」などと声かけをしながら行います。

　医師はどうしても手元に意識が集中するので、患者さんの表情やバイタルサインに注意してください。看護師から「ここだけ少し頑張りましょうね。痛み止めですからね」などとフォローするのも、患者さんの緊張を解くためによいでしょう。

> **ワンランクアップ！先輩看護師はこうする**
>
> 　その患者さんは、初めてのカテーテル治療ではありませんか？「いよいよ治療が始まる！」と患者さんが最も緊張するのが、局所麻酔からシース挿入までの作業です。緊張しすぎて迷走神経反射を起こす場合もあるので、患者さんに顔を見せながらやさしく声をかけるとよいでしょう。

② 本穿刺

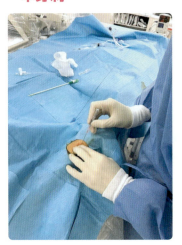

　動脈（右心カテーテルの場合は静脈）を穿刺する作業です。局所麻酔の効きが悪いと患者さんが痛がり、その際は局所麻酔の追加が必要になります。

　医師はどうしても手元のみに意識が集中しがちなので、患者さんの表情やバイタルサインに注意してください。局所麻酔は鋭い痛みをなくすことはできますが、押されるような鈍い痛みは残る場合があります。「押されるような感じは麻酔をしていても残りますよ。頑張ってくださいね」などと声をかけるとよいかもしれません。

　皮膚が硬くシースを挿入しづらい場合は、メスで小皮切を入れる場合があります。

❸ ワイヤー挿入

穿刺針の外筒からシース挿入用のワイヤーを挿入していきます。多くの場合、ここで初めてX線装置が使われます。放射線防護服を着ていない人がカテーテル室（以下、カテ室）内に残っていませんか？　余裕があればカテ室内を見回してください。

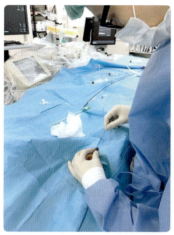

穿刺針外筒からワイヤー挿入

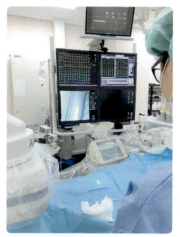

透視画像を見ながらワイヤーを進める

> **ワンランクアップ！先輩看護師はこうする**
>
> 　ワイヤーが血管側枝を穿破したり、解離を生じたりした際には患者さんが痛みを訴えることがあります。痛みを継続的に訴える場合には、医師に声をかけ、血腫が形成されていないかどうか、ドレープの中を観察してください。

④ シース挿入、ヘパリン投与

ワイヤーが入ったら、ワイヤーに沿ってシースを挿入していきます。局所麻酔下ですが、ぐぐっと押される感じがするので、患者さんに「押されるような感じがしますよ」と声をかけましょう。

シース挿入後、シースのダイレーターとガイドワイヤーが抜去され、シース内をヘパリン加生理食塩液でフラッシュします。以降の作業はヘパリンの投与下で行われます。

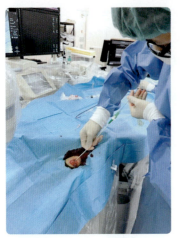

シース挿入

術中のヘパリンの効き具合を観察するため、活性凝固時間（activated coagulation time；ACT）を測定する場合があります。ヘパリン投与から5〜10分後に採血・測定するので、忘れないようにタイマーをセットしましょう。

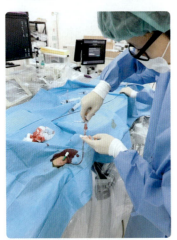

ヘパリン投与

> **ここで声かけ！**
>
> ヘパリンはシースから投与する場合や、末梢ラインから投与する場合があり、施設によって投与経路が異なります。ヘパリンをシースから動脈内投与すると患者さんに灼熱感が生じるので、投与前に必ず「熱い感じがしますが、血をサラサラにする薬のせいですから、心配いりませんよ」などと声をかけましょう。

⑤ ガイディングカテーテル（ガイドカテ）挿入

シースの一方弁からガイディングカテーテルを挿入していきます。術者は透視画面を見ながら、必ずガイドワイヤーを先行させるようにしてカテーテルを冠動脈まで誘導していきます。ワイヤーやカテーテル先端を追いかけるように助手がカテーテル台を動かします。

⑥ カテーテルのエンゲージ

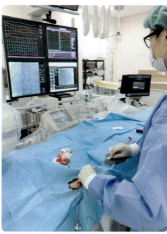

ガイディングカテーテルのエンゲージ

ガイドカテーテルを目的の冠動脈入口部に挿入する作業です。カテーテル先端が冠動脈入口部をふさいでしまい、冠動脈血流が少なくなると、狭心痛が生じたり、血圧の低下などが生じる恐れがあります。この現象を「カテがウェッジする」と表現します。カテーテルの先端圧が出ていなかったり、左室圧のような波形になっている際には、医師に「ウェッジしていませんか？」と声をかけてみましょう。

ガイディングカテーテルのエンゲージをしたら、コントロール造影（治療前の造影）が数方向で行われます。ここまでの作業は診断カテーテルの冠動脈造影と大きくは変わりませんね。

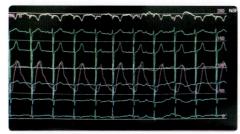

正常大動脈圧波形（ピンク）

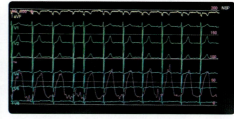

ウェッジ波形（ピンク）。拡張期血圧が低下して左室圧様となっている

3章 さあ、カテ室に入ろう！ ❸カテ中のケア

❼ ガイドワイヤーの挿入

　診断カテーテルと違い、PCIでは冠動脈内に治療デバイスを挿入していきます。まず何よりも先に行われるのがガイドワイヤーの挿入です。

　術者はガイドワイヤーの先端を病変に合わせてシェイピング（曲げをつける）し、ガイドカテーテルの尾側についているYコネクターの中に挿入します。ガイドワイヤーの先端が冠動脈入口部にたどり着いた後は、透視画面を見ながら手元のトルカーを操作して、狭窄部分にガイドワイヤーを通過させ、冠動脈のなるべく奥まで挿入します。

　側枝を保護する必要がある場合はガイドワイヤーをもう1本、保護したい側枝に挿入します。

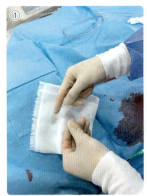
ガイドワイヤーのシェイピング

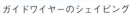
ガイドワイヤーをYコネクターから挿入

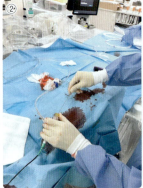
ガイドワイヤー操作

　慢性完全閉塞（CTO）などの治療難易度の高い病変では、マイクロカテーテルとよばれる道具を併用し、ガイドワイヤーを支える力（バックアップ）を強くしてワイヤーの操作性を高めます。CTOの場合、先端の柔らかいワイヤーが通過しない場合には、先端がより硬いワイヤー（GaiaシリーズやConquest Proシリーズなど）へと順次変更する場合があります。

　また、99％などの高度狭窄の場合、ワイヤーが通過したことで血流が低下し、患者さんが胸痛を訴える場合があります。急性心筋梗塞の場合では、ワイヤーが通過することで

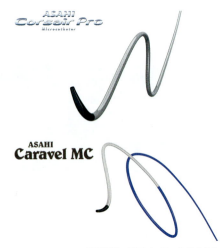
画像提供：朝日インテック株式会社

マイクロカテーテル。CTOなどの複雑病変やワイヤー操作困難時に、バックアップ増加やワイヤー操作性向上を目的に使用する

血液が再灌流し、胸痛が出現したり、心室不整脈や徐脈性不整脈が出現したりする場合があります。

ワンランクアップ！先輩看護師はこうする

- 余裕ができたら、さまざまなワイヤーやマイクロカテーテルがどのような性能をもっていて、どのようなときに使用されるのか、おおまかに把握しておくとよいでしょう。慣れてくると、医師から別のワイヤーを出してほしいと頼まれる前から、事前にどんな種類のワイヤーが必要になるか予測できるようになりますよ。
- 右冠動脈を責任病変とする急性下壁心筋梗塞では、再灌流時に房室ブロックや洞停止などの徐脈や血圧低下をきたすことがよくあります。この際、点滴のフラッシュやアトロピン硫酸塩水和物の静脈注射などの処置が必要になる可能性があるので、準備を怠らないようにしましょう。
- 左前下行枝の急性前壁梗塞の場合では、再灌流時に心室不整脈が出現することがあります。この場合は、電気的除細動やリドカイン塩酸塩、アミオダロン塩酸塩などが使用されることを想定してください。

⑧ イメージングデバイスによる病変観察

ガイドワイヤー通過後、冠動脈内にイメージングデバイスを挿入し、病変の観察が行われます。イメージングデバイスには血管内超音波（IVUS）、光干渉断層法（OCT）、血管内視鏡などが使用されますが、治療支援には前二者が主に使用されます。

● IVUSとOCTの違い

IVUSとOCTの違いは右表のようになります。

OCTはIVUSに比較して解像度が高く、細かな画像が得られます。また、プルバックスピードが早いため、短時間で観察を終えることができます。

しかしながら、OCTは血流を除去し

	IVUS	OCT
解像度	100〜150μm	12〜15μm
プルバックスピード	0.5〜9mm/sec	18〜30mm/sec
深達度	〜8mm	1〜2mm
血流の除去	不要	必要
アンギオ同期	不可	可能

ないと病変を観察できないため、造影剤量がIVUSよりも若干多くなってしまう傾向があります。さらに狭窄が高度の場合、狭窄より遠位部の観察が不十分となる可能性があるなど、OCTは使用するのに少しコツが必要なデバイスといってもよいかもしれません。

3章

さあ、カテ室に入ろう！　❸ カテ中のケア

HEART nursing 2018 秋季増刊 ＊ 173

●観察の目的

IVUSやOCTでは病変の性状、病変の長さ、対照血管径などを主に観察しています。

病変性状が高度石灰化を伴う場合、ステントをきちんと挿入するためにバルーンによる前拡張が必要になりますし、さらにバルーンで拡張不能な高度石灰化に対してはロタブレーターという器具を用いないと病変を拡張できない場合があります。そのほか、血栓や大きな脂質性プラークなどがみられた場合、遠位部塞栓を防止するため、血栓吸引カテーテルやフィルターデバイスなどの使用を考慮することがあります。IVUSやOCTを用いて病変性状を評価することによって、適切なPCIのストラテジーを決定することができます。

また、計測した病変長や対照血管径を元にして、バルーンやステントの長さや大きさを決定します。

さらに、ステント拡張不良の有無、圧着不良の有無、ステントエッジの解離の有無などを観察し、PCIのエンドポイント評価にも役立ちます。

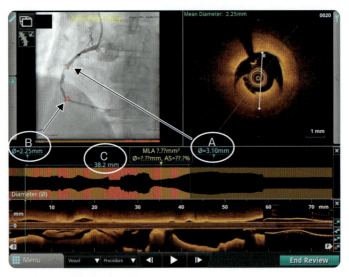

OCTを用いた病変長、対照血管径計測
A：近位部の対照血管径3.10mm
B：遠位部の対照血管径2.25mm
C：AB間の距離38.2mm

⑨ PCIに用いられるさまざまな治療デバイス

　治療デバイスには以下のようなものがあります。同じバルーンでもメーカーによって名前が違いますし、サイズ（径や長さなど）もさまざまです。医師が希望した物品を開封して渡す前に、間違いがないかどうか、もう一度確認しましょう。「ザイエンス3.5×28（さんてんごのにじゅうはち）、出しま～す」などと、はっきりと声を出して医師に伝えるとよいでしょう。

　デバイス受け渡しの際は、器具を不潔にしないように注意してください。薬剤溶出性ステント（DES）は2重包装になっていることが多く、アルミのパックを開けて、さらに中のパックを開けて、ステントデリバリーシステムのみを医師に渡します。

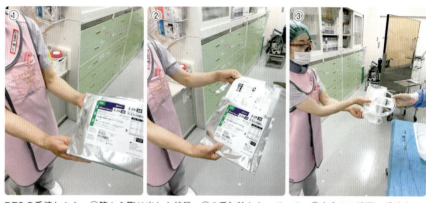

DESの手渡しかた。①箱から取り出した状態。②2重包装となっている。③中身のみ清潔に手渡す

● POBA（ポバ）

　POBAとはplain old balloon angioplastyの略語で、バルーンによる血管拡張術のことを指します。ステントが登場する以前はバルーンのみで治療をしていました。しかしながら、拡張不良や解離などによる手技不成功が多く、急性閉塞のリスクも高いこと、3カ月後の再狭窄が約40％に起こることなどから、現在ではPOBAのみで治療を終えることはほとんどなくなりました。

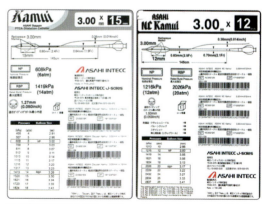

同じ会社で製造されているKamuiというバルーン。左がセミコンプライアントタイプ（Kamui）、右がノンコンプライアントタイプ（NC Kamui）

3章 さあ、カテ室に入ろう！ ❸ カテ中のケア

現在POBAが施行されるのは、ステントを挿入する前の前拡張といわれる作業、ステント挿入後の後拡張といわれる作業が主となっています。前拡張ではセミコンプライアントバルーンとよばれる、柔らかいバルーン（推奨拡張圧、最大拡張圧ともに低いが、両者で約0.25mmの径変化がある）を、ややアンダーサイズ（例として3mmの対照血管径に対して2.5mmのサイズを使用する）で用いる場合が多いです。それに対してステント挿入後の後拡張では、ステントをしっかり拡張・圧着させるため、ノンコンプライアントバルーンとよばれる固めのバルーン（推奨拡張圧、最大拡張圧ともに高めに設定されており、両者で約0.1〜0.2mm程度しか径変化しない）を高圧（約16〜20atm）で拡張することが一般的です。

　バルーンをインフレーション（膨らます）している間は、冠動脈血流が遮断されます。心電図でST変化が観察され、患者さんは胸痛を自覚する場合があります。「今、風船で広げているところですよ。苦しくないですか？」などと声をかけましょう。

● BMS（ビーエムエス）

　BMSとはbare metal stent（ベアメタルステント）の略語です。読んで字のごとく、裸の金属ステントのことです。現在主流となっているDES（次項参照）に対して、旧来型の薬剤が塗布されていないステントのことを指します。再狭窄率はDESの約5％よりも高く、6カ月後で約20％程度です。

　以前はDESよりも術後の抗血小板薬内服期間が短いことなどから、非心臓手術が近々予定されている患者さんなどに使用されていましたが、最近のDESは抗血小板薬内服期間が短くてもステント血栓症が増加しないことがわかってきたこともあり、BMSはあまり使用されなくなってきています。

● DES（ディーイーエスもしくはデス）

　DESはdrug eluting stent（ドラッグエリューティングステント）の略語です。前述のBMSが抱えていた再狭窄を解決するために、細胞増殖を阻害する薬剤がステントに塗布されています。

　現在市販されているDESには、エベロリムスが塗布されているXIENCE Sierra®（ザイエンスシエラ）、Synergy™（シナジー）、シロリムスが塗布されているUltimaster®（アルチマスター）、Orsiro（オシロ）、ゾタロリムスが塗布されているResolute Onyx™（リゾリュートオニキス）があります。これらは現在使用されなくなった第1世代とよばれるCypher®（サイファー）、Taxus®（タクサス）などと区別するため、第2、第3世代DESとよばれています。

第2、第3世代ではステントの厚みが薄くなったことで通過性が向上したほか、ポリマーとよばれるコーティング材がより生体適合性を有しており、第3世代ではそれが生体吸収型になったことで、遅発性ステント血栓症を減らす効果が期待されています。

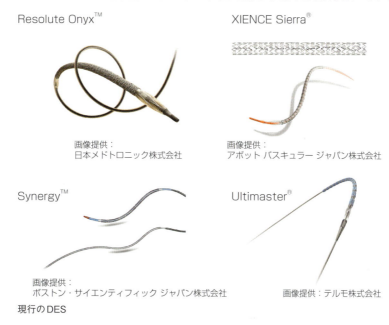

現行のDES

● スコアリングバルーン、カッティングバルーン

　バルーンの外側に何本かワイヤーが付いているものをスコアリングバルーン、金属製のブレードが付いているものをカッティングバルーンとよびます。これらのバルーンは、バルーンの拡張力をワイヤーやブレードが当たっている部分に集中することで、バルーン単体より低圧で、プラークに大きな解離を生じることなく拡張できるのが特徴です。どうしてもステントを使用したくない場合、すなわちバルーン治療のみで終了したい場合などに、これらスコアリングバルーンを使用して、なるべく血管の損傷を小さくしながら病変を拡張するのに有効です。

　また、高度石灰化病変の場合に、ワイヤーやブレードの部分に集中して力を加えることで、石灰化プラークを割る（クラックを入れる）目的で使用されることもあります。

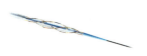
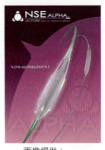
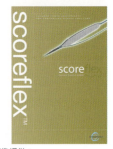

画像提供：
株式会社フィリップス・ジャパン
スコアリングバルーン

画像提供：
ニプロ株式会社

画像提供：
オーバスネイチメディカル株式会社

● ロータブレーター

　Burr（バー）とよばれる先端チップにダイヤモンド粒子がコーティングされており、このBurrを10万～20万回転/minで高速回転させることでプラークを切削するデバイスです。バルーンで拡張不能な高度石灰化病変に使用されます。Burrのサイズは1.25～2.5mmまでさまざまで、病変に応じて使い分けます。

　ロータブレーターを使用する場合、Burrを摩擦なく回転させるために、カクテルとよばれる点滴薬を使用します。カクテルのメニューは施設ごとに多少異なりますが、当院では生理食塩液1,000mLのバッグにヘパリン20,000単位、ニトログリセリン4mg、ベラパミル10mgを混注して、加圧バッグをかぶせた状態で使用しています。ロータブレーターカクテルセットとしてあらかじめ薬剤などをセットしておくと便利です。

> **ここで声かけ！**
>
> 　ロータブレーター使用中は歯科治療時のような音がするので、あらかじめ患者さんに「歯医者さんみたいな音がしますよ」などと説明したほうがよいでしょう。
> 　また、切削されたプラークの微少切片が一時的に冠動脈の末梢塞栓を起こすため、胸痛が出現する可能性があります。これに関しても「胸が苦しくなるかもしれません。我慢できないようであれば教えてくださいね」などと説明します。

　なお、右冠動脈にロータブレーターを使用する場合、末梢塞栓のため房室ブロックが出現する可能性があります。事前に一時的ペースメーカーを入れている場合は問題ありませんが、そうでない場合はアトロピン硫酸塩水和物を使用する場合があります。

　また、左室駆出率（LVEF）が低い低心機能の患者さんの左前下行枝にロータブレーターを使用する場合、末梢塞栓に伴って血圧が低下しショックとなる場合があります。このような患者さんの場合は、事前に大動脈内バルーンパンピング（IABP）を挿入して血行動態を安定させる必要があります。

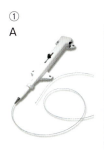
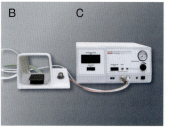
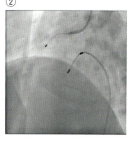
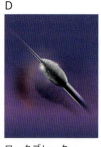
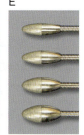

①A：アドバンサ本体、B：フットスイッチ、C：コンソール、D：ワイヤーとBurr、E：さまざまなサイズのBurr先端部
②一時ペーシング下に右冠動脈高度石灰化病変を切削している様子

ロータブレーター

画像提供：
ボストン・サイエンティフィック ジャパン株式会社

● DCB（ディーシービー）もしくはDEB（デブ）

Drug coated balloonもしくはdrug eluting balloonとよばれる、バルーンの表面にパクリタキセルという再狭窄を抑制する薬がまぶしてあるデバイスです。バルーンを拡張させ、血管壁に薬剤を染み込ませます。主にステント再狭窄病変や、ステントをなるべく入れたくない小血管病変、側枝病変などに使用されています。

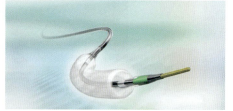

SeQuent® Please

画像提供：ニプロ株式会社

DCB/DEB。バルーン表面に白色の薬剤（パクリタキセル）が塗布してある

● エキシマレーザ

カテーテルの先端からレーザーを照射して、冠動脈内血栓や動脈硬化組織を蒸散させて閉塞・狭窄を解除します。血栓の多い急性冠症候群（ACS）症例や静脈グラフト病変などがよい適応となり、血栓を蒸散させるため、末梢塞栓を少なくする効果が期待できま

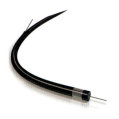
エキシマレーザ

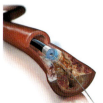
画像提供：Spectranetics®

3章 さあ、カテ室に入ろう！ ❸ カテ中のケア

す。そのほか、ステント再狭窄病変にも多く使用されます。

　エキシマレーザのセットアップ時に、キャリブレーション作業が必要になります。この作業は体外で行われますが、レーザーが直接目に入らないよう注意が必要です。医師が遮光用の眼鏡を着用するのを手伝ってください。患者さんには「レーザーが出るので目をつぶってください」とお願いします。体内で使用している間は、目への影響を心配する必要はありません。

●血栓吸引カテーテル、血栓捕捉カテーテル

　ACSなどの緊急症例で多くみられる血栓性閉塞病変に対して、血栓吸引カテーテルを使用する場合があります。カテーテル越しに陰圧をかけて血栓を吸引してくる仕組みです。吸引した血液をフィルターで濾過し、血栓が含まれているかどうかを確認します。主に緊急カテーテルのACS患者さんに使用されます。

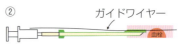

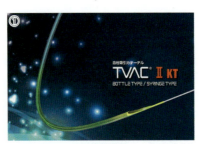

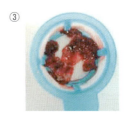

画像提供：ニプロ株式会社

①血栓吸引カテーテル
②血栓吸引カテーテル使用時のイメージ図
③急性下壁心筋梗塞症例で右冠動脈から吸引回収した赤色血栓（青色のものがフィルター）

　血栓が多量な場合や、脂質プラークの量が多く遠位部塞栓のリスクが高い場合、それを予防する目的で使用されるのが血栓捕捉カテーテルです。なかでもよく用いられるのがFiltrap®というデバイスです。

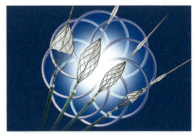

画像提供：ニプロ株式会社
血栓捕捉カテーテル。金属ワイヤーバスケットを狭窄より遠位部の冠動脈内に展開し、バスケットの前半分についたフィルターで血栓やデブリなどを捕捉する

最終造影

　ステントがうまく留置できたことをイメージングデバイス（IVUS・OCT）などで確認した後、ガイドワイヤーを抜いて最終造影をします。この際、しっかりと血管の起始部から末梢までを確認して、イメージングデバイスで見逃した冠動脈解離所見や拡張不良部分がないかどうか、冠動脈穿孔や末梢塞栓、側枝閉塞がないかどうかを確認します。心電図やバイタルサインも問題がないかどうかをしっかりと確認し、問題があればその原因を明らかにして、必ず解決してから止血作業に入ります。

　特に問題がないようでも患者さんに声をかけて、胸部症状やそのほかの症状がないかどうかを確認しましょう。

　PCI直後は多少胸痛が残存することがありますが、多くの場合、数時間で徐々に軽快していくことを説明します。万が一、症状が増悪する場合は急性冠閉塞などの合併症が生じている可能性があるので、「必ず伝えてください」とお願いしましょう。

3章 さあ、カテ室に入ろう！　**❸ カテ中のケア**

振り返りチェックシート

できたところにチェックをつけましょう

	チェック項目	
1	局所麻酔法について、合併症を含めて理解している	✓
2	動脈穿刺法について、合併症を含めて理解している	✓
3	シースの構造について理解している	✓
4	ヘパリン投与経路について理解している	✓
5	活性凝固時間（ACT）について、何のために行うか理解している	✓
6	ACTの測定タイミングを理解している	✓
7	ACTの目標値を理解している	✓
8	ACTが目標値に達していない場合の追加処置について理解している	✓
9	カテーテルをシースのどこから挿入しているか理解している	✓
10	カテーテルを進める際の注意点を理解している	✓
11	ガイドワイヤーやカテーテルを進めている際の合併症について理解している	✓
12	動脈圧のウェッジ波形について理解している	✓
13	カテーテルウェッジ時に起こりうる合併症について理解している	✓
14	PCIガイドワイヤーの先端シェイピングについて必要性を理解している	✓
15	インサーターの使用法を理解している	✓
16	Yコネクターについて理解している	✓
17	トルカーについて理解している	✓
18	ガイドワイヤーによる側枝保護について理解している	✓
19	マイクロカテーテルの使用目的について理解している	✓
20	ガイドワイヤーの種類・各ワイヤーの性能について、おおまかに理解している	✓
21	冠動脈再灌流後に起こりうる合併症について理解している	✓
22	冠動脈内イメージングデバイスの種類について理解している	✓
23	IVUSとOCTの違い、特徴について理解している	✓
24	冠動脈内イメージングデバイスで評価する項目について理解している	✓
25	冠動脈内イメージング所見によって、治療ストラテジーが変化することを理解している	✓
26	冠動脈内イメージング所見によって、バルーンサイズが決定されることを理解している	✓

27	冠動脈内イメージング所見によって、ステントサイズが決定されることを理解している	✓
28	高度石灰化像が認められたときに取りうる治療戦略について理解している	✓
29	血栓像が認められたときに取りうる治療戦略について理解している	✓
30	遠位部塞栓症のリスクが高い病変像について理解している	✓
31	遠位部塞栓症のリスクが高い病変に対する予防的処置について理解している	✓
32	遠位部塞栓症発生時の対処について理解している	✓
33	ステントの2重包装について理解している	✓
34	ステントその他のデバイスを清潔にドクターに渡すことができる	✓
35	POBA治療について、その特徴を理解している	✓
36	セミコンプライアントバルーンについて理解している	✓
37	ノンコンプライアントバルーンについて理解している	✓
38	バルーンの種類、サイズについて、おおまかに理解している	✓
39	バルーンインフレーション中の心電図変化について理解している	✓
40	バルーンインフレーション中の胸部症状について理解し、声かけができる	✓
41	BMS治療について、その特徴を理解している	✓
42	DESについて、その構造を理解している	✓
43	DESに用いられている薬剤名を理解している	✓
44	DESに用いられている薬剤の作用について理解している	✓
45	DESの種類、サイズバリエーションについて、おおまかに理解している	✓
46	第1世代と第2世代DESの違いについて理解している	✓
47	ステント手帳について理解している	✓
48	ステント治療に必要な抗血小板薬治療について理解している	✓
49	スコアリングバルーンの特徴について理解している	✓
50	スコアリングバルーンの種類について、おおまかに理解している	✓
51	スコアリングバルーンの適応病変について理解している	✓
52	ロータブレーターについて構造を理解している	✓
53	ロータブレーターの適応病変について理解している	✓

3章 さあ、カテ室に入ろう！ ❸ カテ中のケア

54	ロータブレーター使用時のカクテルについて理解している	✓
55	ロータブレーター使用時の発生音について、患者さんに事前説明できる	✓
56	ロータブレーター使用時に起こりうる合併症について理解している	✓
57	DCBについて、その特徴を理解している	✓
58	DCBの適応病変について理解している	✓
59	エキシマレーザについて、その作用を理解している	✓
60	エキシマレーザの適応病変について理解している	✓
61	エキシマレーザのキャリブレーション時の注意点について理解している	✓
62	血栓吸引カテーテルの特徴について理解している	✓
63	血栓吸引カテーテルの適応病変について理解している	✓
64	血栓吸引カテーテル吸引物の血栓有無確認法について理解している	✓
65	血栓捕捉カテーテル（Filtrap®）の特徴について理解している	✓
66	血栓捕捉カテーテル（Filtrap®）の適応病変について理解している	✓
67	冠動脈内イメージングデバイスでPCIエンドポイントを決める際、注目すべき点を理解している	✓
68	冠動脈内イメージングデバイスでPCIエンドポイントを達成していないことが明らかとなったときに行う処置について理解している	✓
69	最終確認造影の際、注目すべき点を理解している	✓
70	最終確認造影でPCIエンドポイントに達していないと判断した際、追加で行う処置について理解している	✓
71	PCI終了時に確認すべきバイタルサインについて理解している	✓
72	PCI終了時に確認すべき心電図所見について理解している	✓
73	PCI終了時に確認すべき症状について理解している	✓
74	PCI終了時に残存するわずかな胸部症状について、どのように説明すべきか理解している	✓

（東條大輝）

3章 さあ、カテ室に入ろう！　❹カテ後のケア

1 治療終了〜止血〜病棟への申し送りポイント

北里大学 医学部循環器内科学　助教●**石田弘毅**（いしだ こうき）

先生、いよいよカテーテル治療が終わりました！ とっても緊張しました……。さて、帰室するまで今度はどのようなことに注意していけばいいでしょうか？

カテーテル治療後の大まかな流れとしてはシース抜去と止血、ベッド移動、申し送り、そして帰室となりますが、それぞれの場面で観察ポイント、確認ポイントがあります。

しっかり勉強して、病棟へ帰室する患者さんが安全に安心して過ごせるように頑張ります！

　この場面で大切なことは、カテーテル治療が終了した患者さんを注意深く観察し、確認すべきことを可能な限り確認して無事に帰室させ、かつ、帰室後も継続して安定した状態が保てるように、それぞれの患者さんごとの注意すべきポイントを申し送り、引き継ぐことです（図1）。

　治療終了直後というのは、それまで続いていた緊張が緩み、医師を含め、チーム全体が皆どこかホッとした感じになりますが、実は治療後の患者さんが再度急変するリスクがまだまだ隠れているのです（表1）。そのため、患者さんの状態の変化にいち早く気がつき、医師に報告するとともに、素早く対応することが、患者さんの急変を未然に防ぐのにとても重要な役割を果たします。

　ここでは、治療後の患者さんの観察ポイント、確認ポイント、そして申し送りのポイントを解説します。

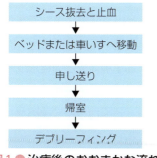
図1● 治療後のおおまかな流れ

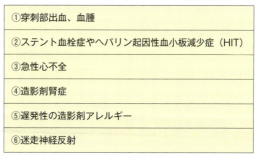
表1● カテーテル後に起こりうる合併症

①穿刺部出血、血腫
②ステント血栓症やヘパリン起因性血小板減少症（HIT）
③急性心不全
④造影剤腎症
⑤遅発性の造影剤アレルギー
⑥迷走神経反射

1 モニター（心電図、血圧、酸素飽和度）は常に気にしておくこと！

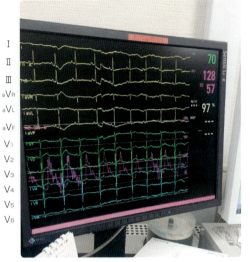

心電図モニター

治療中とは別に、治療後はさまざまな要因でバイタルサインが変動することがあります。以下にその要因とモニターの変化について示します。

● 心電図

心筋梗塞のステント治療後であれば、治療後も傷害心筋から、VT（心室頻拍）、VF（心室細動）などの頻脈性不整脈が出現したり、complete AV block（完全房室ブロック）、SSS（洞不全症候群）などの徐脈性不整脈などが起こったりするリスクがあり、それらにすぐに対応できるようにモニターに注意を払っておかなければなりません。VT、VFならばリドカイン塩酸塩やアミオダロン塩酸塩などの薬剤と電気的除細動を、complete AV blockやSSSならばアトロピン硫酸塩水和物などの薬剤とテンポラリーペースメーカーなどがいつでも使用できるようにすることが大事です。

また、ステント治療後の合併症として「ステント血栓症」というものがあります。特にステント留置後の24時間以内に起こるものを急性ステント血栓症といい、ステント血栓症の内の30％程度を占めるとの報告もあります[1]。ステント血栓症は非常にまれな合併症ですが、いったん起こると、心筋の再梗塞が起こり、非常に予後の悪い合併症なので注意が必要です。そのため、ステントを留置した直後である、治療後〜帰室までの期間のモニター管理はとても大事です。STが再上昇している所見を認めるようであれば、すぐに医師に報告してください。

そのほかに、HIT（ヘパリン起因性血小板減少症）という非常にまれですが、起こると重症となる合併症があります。これはヘパリン投与からHIT抗体の産生、血小板の活性化、トロンビンの過剰産生などの免疫反応を経て、血小板減少と血栓形成が起こる病態です。カテーテル中にこの病態が発生すると重篤で、適切な治療を行わなければ血栓塞栓症を合併します。治療法としてはヘパリン中止と、抗トロンビン薬のアルガトロバン水和物を使用します[2]。

● 血圧

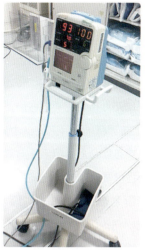

血圧、脈拍、酸素飽和度モニター

　血圧は、前述の不整脈発生時に低くなる可能性があります。また、後述するシース抜去時は出血（特に大腿動脈からの穿刺時）や、抜去による痛みから迷走神経反射が起こり、血圧が下がることがあるので注意が必要です。

　迷走神経反射の症状としては徐脈、血圧低下、生あくび、吐き気、冷汗などがみられるため、そのような所見が観察されるときは、注意が必要です。迷走神経反射が起こった際にはアトロピンを使用したり、大量補液をすることが対処法となります。また、患者さんの不安をケアするためにねぎらいの言葉をかけたりすることも大事で、迷走神経反射を予防することとなります。

　穿刺部からの出血の合併症に後腹膜血腫というものがあり、体表面から観察しづらい出血もあるため、特に大腿動脈穿刺後の患者さんの血圧は注意しましょう。

● 酸素飽和度

　カテーテル中は造影剤による容量負荷に加え、輸液量もかさむことが多いので、患者さんが心不全をきたしていないかを確認する必要があります。酸素飽和度が低いことに気がついたら、まずきちんとモニターが接触していることを確認し、それでも低ければ酸素吸入を開始します。特に心機能の低下した患者さんの場合、治療中は基本的に臥位をとっており、カテーテル直後は静脈還流量が増加し、肺うっ血をきたしやすくなっています。患者さんが呼吸苦を自覚し、血圧が上がると、さらに心不全が悪化し、NPPVや人工呼吸器管理が必要となる可能性もあるため注意しなくてはなりません。

> **ここで声かけ！**
>
> 　PCI中はもちろん、PCI後も患者さんは不安や緊張にさらされることがあり、それに対するケアが必要です。PCI治療直後は患者さんによっては、胸の違和感がしばらく残ることもあります。そのような場合は、患者さんに声かけを行い、症状の悪化がないかを確認し、胸の違和感は、治療直後は短時間残ることもあること、（心電図やバイタルサインを確認し、医師にも報告して問題ないようであれば）徐々に改善していくことを説明し、安心してもらうことも大切です。

3章 さあ、カテ室に入ろう！ ❹カテ後のケア

❷ シース抜去時

　橈骨動脈アプローチや上腕動脈アプローチの場合は、当院では止血システムを使用することが多いです。以下にマニュアルを示しますが、シース抜去直後は初期止血のために強めの圧で圧迫するため、患者さんは痛みを訴えることが多いです。疼痛の程度や、手指の血色を観察しながら、適切な減圧を促すよう医師に声かけしてください。

　大腿動脈アプローチの場合、カテーテル終了直後に止血デバイス（アンジオシール®やエクソシール®、パークローズなど）を使用して止血する場合と、用手圧迫で止血する場合があります。用手圧迫の場合、圧迫止血に20分程度要します。圧迫の際、かなり強い力をかけるため、患者さんによっては強く痛みを訴えることがあります。そのため、圧迫個所に局所麻酔を使用することもあります。強い痛みのため、患者さんによっては迷走神経反射を起こし、急激に血圧が低下したり、徐脈になったりして、急速補液やアトロピンが必要になることもあります。特に肥満の強い患者さんの場合、止血の圧迫の力が伝わりにくかったり、止血ポイントがずれてしまい、圧迫しているのに出血が続いたりすることや、穿刺部によっては後腹膜出血をきたすこともあります。そのため、用手圧迫の際には低血圧の合併症に対して、いつでも対応できるように注意します。

　止血終了後は、当院では圧迫綿と医療用テープでしっかりと固定し、下記マニュアルどおりに固定を継続、圧迫解除を行います。

●シース抜去の実際
①患者さんのシースの状態を確認する。
②止血バンドに専用シリンジを、空気注入部位に接続した状態で患者さんの手首に巻く（専用シリンジ接続部が患者さんの中枢側になるように巻く）。
③止血バンドに専用ルートで空気注入部位から空気を注入したらシースを抜去する。
④バンドの接続部が外れないようにテープで留める。空気注入部もテープで固定する。
⑤シーネで手首を固定する。

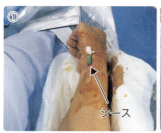
シース

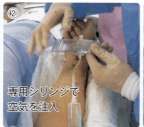
専用シリンジで空気を注入

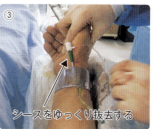
シースをゆっくり抜去する

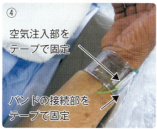
空気注入部をテープで固定
バンドの接続部をテープで固定

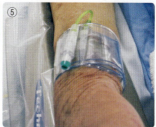

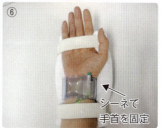
シーネで手首を固定

●当院の止血システム抜去後のマニュアル

【橈骨動脈アプローチ】

①15mL加圧後、シース抜去。抜去後、2〜3mL減圧（計12〜13mLで加圧）。

②シース抜去1時間後から、1時間ごとに5mL減圧する。出血を認めた場合には、止血が確認されるまでエアを4〜5mL追加する。その後、1時間後から同様の手技を繰り返す。ただし、6Fr.シースにてPCIを施行した患者さんについては、最初の減圧をシース抜去後3時間から同様に行う。

③順調に止血されれば3時間後に止血システムを取り外し、ガーゼ付きばんそうこうを穿刺部に貼り付ける。ただし、止血システムを装着したままにしておけば夜間の再出血時などにすぐ加圧できるため、翌朝まで装着したままでもよい。特に多少の浸出などある場合には安心である。

【上腕動脈アプローチ】

①60〜70mLで加圧後シース抜去。

②シース抜去後、10〜15分後に主にカテ室（または病棟）で橈骨動脈がかすかに触知され、かつ出血がない程度に減圧する（10〜20mL程度減圧）。

③帰室1時間後に出血がないことを確認しながら、さらに10〜20mL減圧を行う。ただし患者さんから痛み、あるいはしびれの訴えが強い場合には、30分後以降10〜20mL程度で出血がない程度まで減圧する。6Fr.シースでPCIを行った場合には、やはり最初の減圧はシース抜去後3時間からとする。

④さらに1時間ごとに10〜20mL減圧し、最終的にエアが10mL程度となったら止血システムを外してもよい。橈骨動脈の場合と同様に、翌朝までシステムを装着したまま

でも構わない。

【大腿動脈圧迫固定の実際】

①用手圧迫後、確実に穿刺部の止血を確認する。

②シース抜去部に圧迫綿を置く。

③サージカルテープを腸骨に引っ掛け、引っ張りながら下図のように固定する。

④圧迫後、足背動脈を確認する。

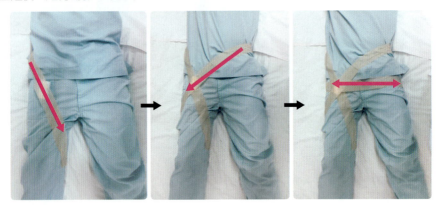

●大腿動脈シース抜去後、安静度

安静度＼シースサイズ	4・5・6Fr.	7・8Fr.
飲水可能	1時間	―
食事可能	2時間	―
砂嚢除去	3時間	―
絶対安静解除	3時間	4時間
ギャッチアップ30°	6時間	8時間
安静解除	12時間	16時間
トイレ歩行	12時間	16時間

> **ワンランクアップ！ 先輩看護師はこうする**
>
> 橈骨動脈や上腕動脈の止血システムを使用した場合、病棟で出血したとき、一歩遅れてしまうと大量出血をきたしてしまうことがあります。そのため、患者さんに対して、指示があるまで穿刺側の動作制限があること（大腿動脈であれば穿刺側の足を曲げないこと）を説明するとともに、穿刺部が出血したら、すぐにナースコールするように伝えておくことも、病棟での出血を最小限に抑えるために重要です。

③ ベッドまたは車いすへ移動

　当院では、橈骨動脈穿刺で検査・治療した後に安定した患者さんは車いすで帰室し、大腿動脈穿刺を行った患者さんや心筋梗塞後の患者さんはベッドで帰室することになっています。

　移動の際は多くのモニターや点滴類が付属しているため、それらが引っ掛からないように注意しながら移動します。

　特に車いすで帰室する患者さんの場合は、起き上がった際、起立性低血圧を起こす可能性があるため、患者さんに声かけを行いながら、めまい症状がないかを確認してから移動するよう気をつけています。

フレイルの患者さんでは？

　フレイルの患者さんは転倒のリスクが高いため、人員を確保しながら安全に移動を行います。

④ 申し送り

　前述のように、患者さんが帰室後も継続して安定した状態が保てるように、それぞれの患者さんごとの注意すべきポイントを申し送り、引き継ぐことがとても大切です。

　具体的には、術中にバイタルサインが崩れた患者さんであれば、今は安定しているか、再度バイタルサインが変わるリスクが高いかなどを申し送る必要があります。「治療中にVTなどの不整脈が出て薬剤を使用した」「TIMI 2（P.68参照）で終了したためIABPを入れて帰室する」「シース抜去時に出血があり血腫ができた」など、今後状態が変わるリスクがあることは、特にしっかり申し送る必要があります。

　そのほか、止血バンドの使用であればカテ室で減圧することもあるので、止血バンドのエアが何mL残っているかも引き継ぐことが必要です。また、シース抜去時に血腫ができてしまった場合は、それが病棟で拡大しないか、大きさと位置を申し送る必要があります。

●申し送りの具体例

「今回、○○冠動脈の○番に対してステント治療を行いました」
「穿刺部位は○○で、○Fr.のシースを使用しました」
「検査、治療中の患者さんの状態として血圧は○○くらいで推移して、脈拍は○○くらい

でした」
「検査、治療中に薬剤は○○を○○程度使用し、現在は安定しています」
「造影剤は○○mL使用して副作用はありませんでした」
「現在、生食が100mL/hでつながっています」

> **ワンランクアップ！ 先輩看護師はこうする**
>
> 　当院では造影剤300mLを超えたときは、病棟にて造影剤腎症が起こる可能性があり、腎機能（特に急激な尿量の減少など）を注意するように申し送りをしています。
> 　また造影剤アレルギーも使用後しばらくしてから出てくることもあるので、皮膚や呼吸状態の確認を行い、申し送ることが大切です。

⑤ デブリーフィング

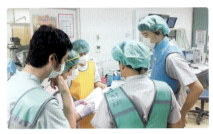

デブリーフィングの様子

　当院ではカテーテル終了後、1例ごとに、検査に携わった医師、看護師、診療放射線技師、臨床工学技士でシンプルなデブリーフィングを行います。これはカテーテル前のブリーフィングに対応して今回の検査、治療の結果を共有するとともに、術中に起こったことと対処について報告して振り返りを行い、その経験を次回の検査に生かせるようにします。
　具体的には以下のような感じです。

医師「今回は右冠動脈の#2に対してステント治療を行い、90％狭窄が0％となりました。治療に伴う合併症は起こりませんでした」

臨床工学技士「特に問題ありませんでした」

診療放射線技師「今回、放射線照射時間は○分、造影剤使用量は○mLでした」

看護師「造影剤アレルギー歴のある患者さんでしたが、ステロイドなどの前投薬の使用で、特に皮疹や喘息症状などのアレルギー反応などもなく治療を終えることができました」

術中なぜそうやったのかわからなかったことなども医師にどんどん聞いて、次回の検査、治療のときに役立てられるようにしましょう！

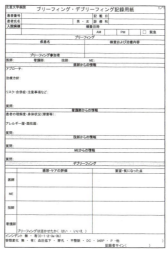

デブリーフィング記録用紙

《引用・参考文献》
1) van Werkum, JW. et al. Predictors of coronary stent thrombosis：the Dutch Stent Thrombosis Registry. J Am Coll Cardiol. 53（16），2009，1399-409.
2) 宮田茂樹．免疫学的機序によるヘパリン起因性血小板減少症の診断と治療．日本集中治療医学会雑誌．15（3），2008，266-8.
3) 藤田博．急性心筋梗塞（AMI）に対するカテーテル治療．京都府立医科大学雑誌．126（4），2017，217-25.

3章 さあ、カテ室に入ろう！　❹カテ後のケア

振り返りチェックシート

できたところにチェックをつけましょう

	チェック項目	
1	カテーテル後に起こりうる合併症について観察ポイントを説明できる	✓
2	合併症への適切な対応を説明できる	✓
3	適切にバイタルサインを確認でき、バイタルサイン変動の際、その要因について予測できる	✓
4	カテーテル後、どのような不整脈が出現する可能性があるかわかる	✓
5	不整脈に対して対処法、使用すべき薬剤がわかる	✓
6	カテーテル後の低血圧に対して、その要因の予測ができ、対処法がわかる	✓
7	カテーテル後の呼吸困難感や低酸素に対して、その要因の予測ができ、対処法がわかる	✓
8	橈骨動脈の穿刺部における止血方法の種類と介助方法がわかる	✓
9	上腕動脈の穿刺部における止血方法の種類と介助方法がわかる	✓
10	大腿動脈の穿刺部における止血方法の種類と介助方法がわかる	✓
11	止血後の観察事項が言え、記録できる	✓
12	患者さんの不安を取り除くために、どのような声かけを行ったらよいかがわかる	✓
13	迷走神経反射の徴候を知っており、対処法がわかる	✓
14	安全に検査台への移動が介助できる。その際の注意事項がわかる	✓
15	カテーテル所見や術中のバイタルサイン、起こったことを正しく記録、記載できる	✓
16	造影剤による副作用について説明でき、カテーテル後にチェックすべきことがわかる	✓
17	リーダーや主任に報告・連絡・相談ができる	✓
18	病棟看護師にカテーテル中の経過について申し送りができる	✓
19	病棟看護師に帰室後の注意事項を申し送りができる	✓
20	簡潔にポイントを押さえたデブリーフィングが行える	✓
21	デブリーフィングで看護評価や疑問がフィードバックできる	✓

（石田弘毅）

3章 さあ、カテ室に入ろう！　❺ 急変時のケア

1 急変のサインと対応

北里大学 医学部循環器内科学　助教 ● **佐藤伸洋**（さとう のぶひろ）

先輩、今日からカテ室で働くことになってすごく不安です。検査や治療の流れはこれまで勉強して、少し自信がついてきたんですけど……。急変時に指示どおりに動けるか、体が固まってしまわないか心配です。

急変は常に起こるものとして身構えていることが大切です。急変時にはバタバタと慌ただしくなりますが、実はやることはだいたい決まっていて、矢継ぎ早に出される指示にも法則があるのです。前もってシミュレーションして、役割や薬剤・機器の場所を確認しておきましょう。

でも、急変を未然に防ぐのが一番。わたしたち医師はモニターだけを見ていて前兆に気づかないことがあり、モニターに変化が出たときにはすでに心肺停止ということもあります。患者さんの顔色や様子を一番近くで観察している看護師さんがいち早く変調に気づき、心肺停止に至ることなく対処できたということが多々あります。

はい！ 患者さんの観察と、もしものときの動きかた、準備を予習しておきます！

急変の現場ではさまざまな略語や呼び名が飛び交い、何のことを言っているのかわからないこともありますよね。施設により違いがありますが、処置や病態についてよく使われている表現などの一例を「　」で示して説明しますね！

❶ 急変のサイン

●症状

　時に患者さんは静かに急変しはじめ、そのサインに気づかなければ着実に心肺停止へと向かっていきます。
　血圧低下など、急変する前に、前兆に素早く気づき未然に防ぎましょう。

【冷汗、悪心】

　額や身体全体のじっとりとした汗と四肢末梢の冷感や生あくびは、緊急事態のサインです。
　ショックからの嘔吐で誤嚥や窒息する場合もあり、悪心の訴えがあったら顔だけを横に向けて吐くように指示しましょう。

バイタルサインに変化がないか順番にチェックし、きたる急変や心肺停止に備えましょう。

【喘鳴】

喘鳴とは、「ヒューヒュー」「ゼーゼー」という呼吸のことです。

喘鳴は、心不全の可能性があります。酸素投与や非侵襲的陽圧換気（non-invasive positive pressure ventilation；NPPV、「エヌピーピーブイ」）の準備のために臨床工学技士への連絡、挿管の準備も頭に入れましょう。

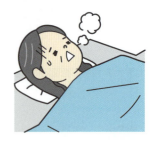

また、造影剤などによる薬剤アレルギーの可能性もあります。

H_1ブロッカー（ポララミン®）、H_2ブロッカー（ガスター®）、ステロイドの点滴、エピネフリン（ボスミン®）0.3mg筋注の準備をしましょう。

検査前に、造影剤などによるアレルギー歴がないかチェックしておくことが重要です。

> **用語解説**
>
> **心不全** ● 心臓に原因があり、心臓としての働きができていない状況を総称して心不全とよぶ。その一つの症状として、肺に水が溜まって（うっ血）、呼吸苦が出ることがある。

【掻痒感】

造影剤などのアレルギーの可能性があります。喉元の「イガイガ」や「くしゃみ」などアレルギー症状はさまざまで、体幹に発疹が出ていないかの確認も大切ですが、その際には、清潔野や術者の手元を邪魔しないように注意しましょう。そこから喘鳴が出現し、呼吸不全や血圧低下など、急変することがあります。

【胸痛】

バルーン拡張やステント留置中は一時的に冠血流がなくなるので、胸痛発作が間欠的に出ることがありますが、継続する場合には何か起きているかもしれません。カテーテル操作により大動脈解離が起こっている可能性もあり、心タンポナーデに発展すると心嚢穿刺を行う必要があります。

> **ここで声かけ！**
>
> 経皮的冠動脈インターベンション（percutaneous coronary intervention；PCI、「ピーシーアイ」）で、バルーン拡張やステント留置の際に胸痛発作が間欠的に出ることはよくあります。しかし、治療が初めての患者さんにとって、胸痛が出現すると恐怖感や不安をもつことも多いです。前もって、治療に伴う胸痛が出る可能性を説明し、継続する場合には教えてもらうように声をかけておくと患者さんも安心します。

【意識障害、麻痺】

　脳梗塞の可能性があります。カテーテル操作によって大動脈の壁在血栓が剥がれ、脳血管に塞栓した状態です。そのほか、空気による塞栓の場合もあります。

　定期的に声かけをして、反応やろれつの具合をチェックしておきましょう。

ワンランクアップ! 先輩看護師はこうする

　急変前や急変と判断されると、医師から指示が次々と飛んできます。指示を聞いてから薬剤を出し処置の準備をしていると、どんどん出遅れて次の指示に対応できません。

　症状などからどんな原因があるかを考え、そこから必要な処置や薬剤を予想し準備することで、スムーズに動くことができます（表1）。

表1● 症状から考えられる原因疾患とその対応

症　状	考えられる原因	準備すること、チェックすること
冷汗、末梢の冷感、生あくび	ショックとなりうるすべての原因	
喘鳴	心不全	酸素投与、NPPV、挿管
搔痒感、発疹、くしゃみ	造影剤などによるアレルギー	H$_1$ブロッカー（ポララミン®）、H$_2$ブロッカー（ガスター®）、ステロイドの点滴、アドレナリン（ボスミン®）0.3mg筋注
持続する胸痛	大動脈解離	降圧薬、ヘパリンの拮抗薬（プロタミン®）、心嚢穿刺
意識障害	脳梗塞、脳出血	瞳孔所見（対光反射、瞳孔の左右差）

➡ ACLSやECMOの可能性

用 語 解 説

経皮的心肺補助法（PCPS）と体外膜型人工肺（ECMO） ●以前はPCPS（percutaneous cardiopulmonary support、「ピーシーピーエス」）と表現されていたが、昨今はECMO（extracorporeal membrane oxygenation、「エクモ」）と呼び名が変わってきている。脱血－送血の組み合わせが、静脈－動脈や静脈－静脈であることによって、V-A ECMO（ブイエーエクモ）やV-V ECMO（ブイブイエクモ）とよばれる。

● バイタルサイン

　カテーテル検査室（以下、カテ室）では、心電図、脈、SpO$_2$が持続的にモニターされています。血圧も動脈圧ラインから持続的にモニターされていることが多く、血圧低下にすぐに気づくことができます。

3章 さあ、カテ室に入ろう！ ❺ 急変時のケア

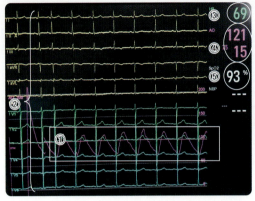

モニター画面の例
①動脈圧波形
②12誘導心電図：ST-T変化に気を配ろう
③脈：「ピッピッピッ」と音でリズムを教えてくれるので、耳でも変化に気づけるようにしよう
④血圧
⑤パルスオキシメーターによる値＝SpO_2＝経皮的動脈血酸素飽和度（「サチュレーション」ともいう）

> **ワンランクアップ！先輩看護師はこうする**
>
> バイタルサインの変調だけでは急変を察知できません。患者さんの訴えは多様であり、「何かがおかしい」と感じた場合には、患者さんのそばへすぐに駆けつけて声かけしたり、実際に触れて、急変のサインがないかをチェックしてください。

❷ 心肺停止

　前兆や急変に気づかず、または治療が間に合わなかった場合、心肺停止となってしまいます。以下に心肺停止となる危険な心電図波形を載せておきますが、前項（p.106）も併せて復習しましょう。

　そのほか、完全房室ブロック（「コンプリート」）、洞不全症候群（sick sinus syndrome；SSS、「シックサイナス」）、心房細動（atrial fibrillation；AF、「エーエフ」）、心房粗動（atrial flutter；AFL、「フラッター」）などの、すぐに心肺停止に至りませんが、時に血圧低下などショックとなる心電図波形も勉強しておきましょう。

●心肺停止となる心電図波形

【心室細動（ventricular fibrillation；VF、「ブイエフ」）】

　痙攣時にも体動によるアーチファクトでVF様の波形がみられます。

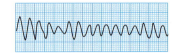

198 ＊ HEART nursing 2018 秋季増刊

【無脈性心室頻拍（pulseless VT、「ブイティー」「脈なしブイティー」）】

VTには脈が触れるものと、触れないものがあります。

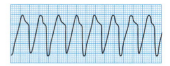

用語解説

歯磨きVT　カテ室ではめったにみられない現象だが、歯磨きVTとよばれるものがある。歯磨きに限らないことだが、細かい体動によってVT様波形がモニターで観察されることがある。病棟などでVTアラームが鳴り、急いで訪室すると患者さんが元気に歯磨きをしていたりすることがある。

【無脈性電気活動（pulseless electrical activity；PEA、「ピーイーエー」）】

心電図波形が出ているが、実は脈が触れないという状況です。

PEA波形はこのように、一見正常に見えるものから、さまざまな形のものがあります。

VT、VF波形以外で、脈が触れない状況をすべてPEAとよびます。

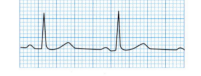

【心静止（asystole、「エイシス」）】

意識レベルに問題なく、脈が触れる場合には、心電図の電極が外れていないかをチェックしましょう。

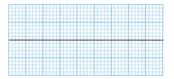

モニターだけを信じるな!!

痙攣や体動によるアーチファクトで、このような危険な心電図様波形を呈する場合があります。いかなる場合もまず、脈が触れるのか、意識があるのか、患者さんをすぐに観察することが大切です。

③ 急変が起きるタイミング

　カテ室に入って出ていくまで、すべてのタイミングで急変する可能性がありますが、特に起こりやすいタイミングというものがあります。そのようなタイミングで起こりうる合併症を予想することで、必要な薬剤、処置の指示に素早く対応できるようになります。

急変のタイミング		起こりうる合併症	必要な準備
カテーテル検査全般		出血、心血管損傷、脳梗塞、造影剤アレルギー	
カテーテル治療・検査	バルーン拡張、ステント留置後	VT、VF	除細動器、リドカイン塩酸塩
	カテーテル焼灼術	心タンポナーデ	心嚢穿刺
	心筋生検		
	右冠動脈治療中	完全房室ブロックなどの徐脈性不整脈	体外ペースメーカー、アトロピン硫酸塩水和物
	頚静脈穿刺	気胸	胸腔穿刺（トロッカーカテーテルなど）
抜管時		気道のトラブル（中途覚醒、喉頭痙攣）	再挿管、筋弛緩薬
検査終了から退室まで		起立性低血圧、迷走神経反射	アトロピン硫酸塩水和物

➡ ACLS、ECMO の可能性

●カテーテル検査や治療全般

　穿刺部からの出血や血腫、カテーテル操作による心血管損傷、血栓や空気による脳梗塞などの塞栓疾患、造影剤などによるアレルギーがあります。

　特に大腿動脈や静脈穿刺でのカテーテル検査による後腹膜出血は、体表面からはわかりにくいです。検査中に徐々に脈が速くなり、血圧低下傾向が認められた場合には後腹膜出血も疑い、腹部膨隆がないかをチェックしましょう。

●カテーテル治療中

　バルーン拡張やステント留置後に逆に冠血流が悪くなったり、なくなってしまうことがあり（「スローフロー」、「ノーフロー」）、VT、VF が出ることがあります。右冠動脈治療中に起きた場合には、完全房室ブロックなどの徐脈性不整脈が出現するので、体外ペースメーカー（「テンポラリー」）やアトロピン硫酸塩水和物の指示があります。

　急性心筋梗塞の治療では、詰まっている冠動脈が再灌流した直後も VT、VF が出やす

いです。心室期外収縮（premature ventricular contraction；PVC）がパラパラと心電図に出てきたら、注意しましょう。リドカイン塩酸塩の指示があるかもしれません。また、嘔吐もよく起こります。

　冠動脈ワイヤーによる冠動脈穿孔や、不整脈に対しカテーテル焼灼術、心筋生検後に心タンポナーデが起きることがあります。疑われた場合には心エコーでチェックし、心嚢穿刺が必要です。

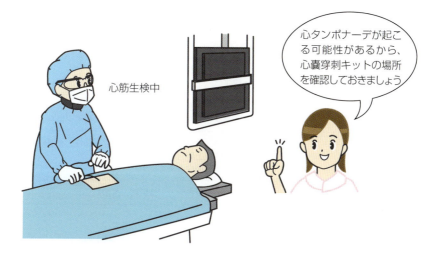

●頸静脈穿刺

　スワン・ガンツカテーテルや体外ペースメーカーの際に、頸静脈穿刺をすることがあります。その後、呼吸苦の訴えやSpO$_2$の低下が認められた場合には、気胸を疑います。胸腔ドレーン（トロッカーカテーテル）の準備をしましょう。

●抜管後の呼吸不全

　全身麻酔で行う処置もあります。開眼すること、従命（離握手）があることを確認し抜管しますが、中途覚醒による舌根沈下などで気道確保が必要な場合があります。また、喉頭痙攣も起こる可能性があり、再挿管や筋弛緩薬の準備をしましょう。

●患者さんが視界から消えるまで気を抜かない

　カテーテル検査台から体を起こしたときに、起立性低血圧でふらつくかもしれません。車いすで待っている間に、止血バンドがきつく、痛みで迷走神経反射を起こしているかもしれません。症候性の徐脈であれば、アトロピン硫酸塩水和物が必要です。
　止血バンドの下から出血している場合には、上から圧迫し周囲へ助けを求めましょう。検査室を出てからも、患者さんの背中が視界から消えるまで観察を続けましょう。

❹ ショック、心肺停止の対応

　心肺停止の場合、基本はBLS（basic life support：一次救命処置）とACLSです。人が集まり体制が整うまでBLSを行い、その後、ACLSへ移行し原因検索を行っていきます。下の図は急変時の動き方の一例です。ACLSに沿って薬剤や処置の指示が出るため、ACLSを受講しておくことで、次の薬剤を予想できスムーズに動くことができます。

ショックの分類	カテーテル検査室で起こる代表的な原因
循環血液量減少性ショック	・出血（穿刺部から、後腹膜出血） ・脱水
心原性ショック	・急性心筋梗塞 ・不整脈（心室細動、心室頻拍、完全房室ブロック、洞不全症候群）
心外閉塞・拘束性ショック	・主要心・血管閉塞（肺血栓塞栓症、急性大動脈解離） ・胸腔内圧上昇（緊張性気胸） ・心圧迫（心タンポナーデ）
血液分布異常性	・アナフィラキシー（造影剤、薬剤）

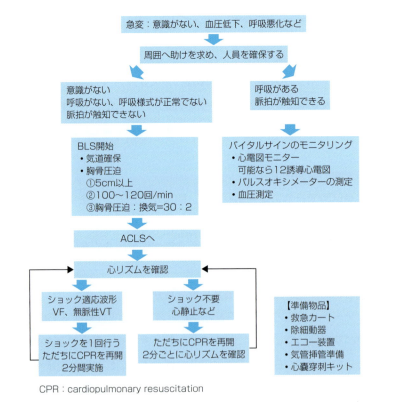

CPR：cardiopulmonary resuscitation

> **ワンランクアップ！先輩看護師はこうする**
> - 日ごろからシミュレーションを行い、急変時の役割分担、物品の位置を把握しましょう。
> - ACLSを理解することで医師の指示を予想し、先回りして準備できるようにしましょう。
> - 急変時にはさまざまな指示が飛び交い、ほかの声にかき消されて出した指示が通っていないことがあります。聞こえないときには聞き返し、指示を復唱することで指示を出した医師も安心します。

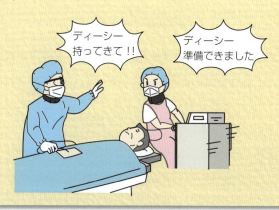

⑤ 除細動器（DC）の使いかた

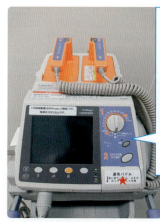

除細動器（日本光電）外観

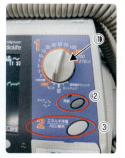

①エネルギーダイヤル
②同期ボタン
③エネルギー充電ボタン

　まず、汗などで胸が濡れていないか（効果が弱まるのでしっかりふき取る）、ネックレスなどの金属製品を着けていないか（火傷の危険）、をチェックしましょう。

　急変時には「ディーシー!!」と声がかかります。

3章 さあ、カテ室に入ろう！ ⑤ 急変時のケア

①心電図電極を貼る。

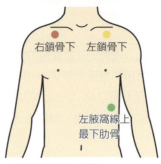

心電図電極を貼る位置

②パドルを使用する場合：ゲルパッドまたはジェルを使用する。

②' 使い捨てパッドを使用する場合：よくあるミスが、パドルからパッドへと切り替えていないことである。使い捨てパッドの★（下右図）と除細動器の★（p.203⑤左図下部）をきちんと接続する。

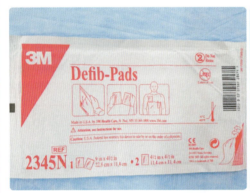

ゲルパッド　　　　　　　　　　　使い捨てパッド

③ダイヤルを回し電源を入れ、エネルギー量を合わせる。二相性であれば150J（120～200J）、単相性であれば360J。単相性か二相性か不明な場合には、最大のエネルギー量に設定する。同期の指示があれば、同期ボタンを押す。心電図のQRS波を同定すると破線が出る。

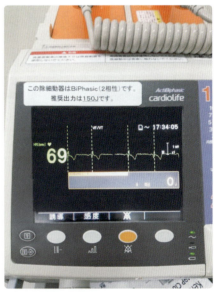

同期したことを示すモニター波形

④パドルを患者さんに圧着する（右鎖骨下と心尖部）。パドルコンタクトが緑色になるようにしっかり圧着させる。

⑤充電から放電：安全確保のため、a）自分の身体が患者さんやベッドから離れている、b）誰も患者さんやベッドに触れていない、c）患者さんの胸に酸素が流れたままになっていない、以上の3点を必ずチェックする。

- パドルの場合も使い捨てパッドの場合も、充電ボタンを押し完了したら、放電ボタンを押す。

注意）同期している場合、放電ボタンを押してもすぐに電気ショックが行われない。ボタンを押して少し待つ。

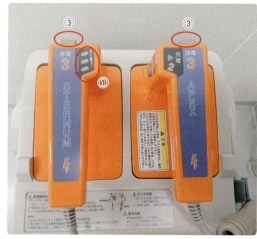
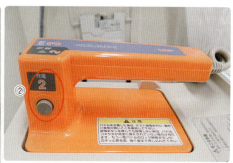

①パドルコンタクト
②充電ボタン
③放電ボタン

⑥ただちにCPRを再開する。

用語解説

経皮ペーシング ● 機種によっては経皮ペーシングの機能があり、このように本体上部に操作盤が付いていたりする。徐脈性不整脈ですぐに体外ペースメーカーを留置できない場合に指示がある可能性がある。使い捨てパッドを使用し、貼る位置は除細動の際と同じか、前胸部胸骨左と脊柱左肩甲骨間に貼る場合がある。脈拍は大腿動脈か橈骨動脈で確認しよう（頸動脈は経皮ペーシングの刺激によるぴくつきでよくわからなくなる）。

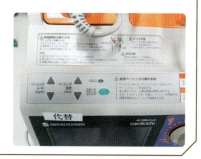

3章 さあ、カテ室に入ろう！ ❺急変時のケア

3章 さあ、カテ室に入ろう！　❺ 急変時のケア

看護レベルを確認！ 振り返りチェックシート

できたところに
チェックを
つけましょう

	チェック項目	
1	常に急変は起こりうることを理解している	✓
2	急変のサインを挙げることができる	✓
3	カテーテル検査台の上で嘔吐したときに対応できる	✓
4	喘鳴を聞いたことがある	✓
5	心不全の可能性があるときに、必要な準備を理解している	✓
6	薬剤アレルギーのときに使用する薬剤を挙げられる	✓
7	薬剤アレルギーのときに使用する薬剤の場所を知っている	✓
8	カテーテル検査開始前に、アレルギー歴があるかをチェックできる	✓
9	喉のイガイガや発疹から、起こっている病態を予想できる	✓
10	胸痛が持続しているとき、原因疾患を考えることができる	✓
11	胸痛が持続しているとき、原因疾患から必要な処置を挙げることができる	✓
12	胸痛が出るタイミングを患者さんに教えることができる	✓
13	意識障害や麻痺が出現したときに、原因疾患を考えることができる	✓
14	意識障害や麻痺のチェックを定期的に声かけで確認できる	✓
15	「ピーシーピーエス」「エクモ」と言われてすぐに対応できる（必要な物品など）	✓
16	モニターの数字、波形を理解している	✓
17	脈のリズムを耳で察知できる（乱れに気づける）	✓
18	心肺停止となる心電図波形を見たことがある	✓
19	心肺停止となる心電図波形を言える（4つ）	✓
20	モニターだけを信じない	✓
21	モニターに変化があったときに、すぐに患者さんの元へ駆け寄れる	✓
22	急変が起きるタイミングを予想できる	✓
23	後腹膜出血は気づきにくいことを知っている	✓
24	冠動脈治療中にVT、VFが起こるかもしれないと注意できる	✓
25	右冠動脈治療中に徐脈性不整脈が出るかもしれないと注意できる	✓
26	徐脈性不整脈出現時に必要な物品、処置の指示に対応できる	✓
27	徐脈性不整脈出現時に必要な物品、薬剤の場所を知っている	✓

28	急性心筋梗塞治療中で再灌流の際にVT、VFが起こるかもしれないと注意できる	✓
29	冠動脈穿孔やカテーテル焼灼（アブレーション）中に起こる合併症を予想できる	✓
30	冠動脈穿孔やカテーテル焼灼中に起こった急変時に、エコー機を用意できる	✓
31	冠動脈穿孔やカテーテル焼灼中に起こる合併症に対し、必要な物品の場所を知っている	✓
32	頚静脈穿刺時に起こる合併症を予想できる	✓
33	頚静脈穿刺時に起こる合併症に対し、必要な物品の場所を知っている	✓
34	抜管時の呼吸不全に対応できる	✓
35	検査、治療終了後にも起こりうる急変を理解している	✓
36	患者さんが視界から消えるまで観察を続ける	✓
37	急変時に意識、呼吸、脈を確認できる	✓
38	急変時にはすぐに人員を集められる	✓
39	BLSを知っている	✓
40	BLSを行ったことがある、受講歴がある	✓
41	胸骨圧迫は5cm以上	✓
42	胸骨圧迫は100〜120回/min	✓
43	胸骨圧迫：換気＝30：2	✓
44	ACLSを知っている	✓
45	ACLSを行ったことがある、受講歴がある	✓
46	急変のシミュレーションを行っている	✓
47	急変時に必要な物品を知っている（薬剤、挿管チューブなど）	✓
48	急変時に必要な物品の場所を知っている	✓
49	急変時、指示が聞こえないときに聞き返せる	✓
50	急変時、指示を受けたときに復唱する	✓
51	AEDを使用できる	✓
52	除細動器を使用できる	✓
53	心電図電極を貼る位置を知っている	✓
54	パドルと使い捨てパッドを使用できる、切り替えができる	✓

3章

さあ、カテ室に入ろう！

❺ 急変時のケア

55	エネルギー量を合わせることができる	✓
56	同期ボタンを押して、同期されていることを確認できる	✓
57	放電の際に自分と周囲の安全を確認する	✓
58	DCのショックは二相性では150J、単相性では360J、不明なら最大エネルギーに設定することを理解している	✓
59	モニター心電図からDCのショック適応かどうか判断できる	✓
60	DCのショックの後はすぐにCPRを再開する	✓
61	経皮ペーシング付き機種を知っている	✓
62	デブリーフィングを行うことができる	✓

（佐藤伸洋）

4章

新しい
カテーテル
治療

4章 新しいカテーテル治療

1 アブレーションって何ですか？

北里大学 医学部循環器内科学 診療講師／医局長 ● 深谷英平（ふかや ひでひら）

最近、「カテーテルアブレーション」っていう言葉をよく聞くのですが、心臓の筋肉を焼く治療って聞きました。話を聞いてもなんだかイメージがわかなくて……。

カテーテルアブレーションは日本語で言うと「カテーテル心筋焼灼術」なので、確かに心臓の筋肉に火傷（やけど）をつくる治療です。そうはいってもイメージはわかないよね。狭心症・心筋梗塞のような冠動脈ではなく、心房、心室の筋肉に直接治療を加えるので、病気の種類も大事だし、解剖もわかっていないといけないね。

なんだか難しそうです……。

まずはどのような治療なのか、どんな疾患に対して治療するのか、そしてどのように治療するのかを把握して、それぞれに合ったケアのポイントを考えていきましょう。

わかりました！頑張ってみます！

カテーテルアブレーションってどんな治療？

不整脈はどのようにして起こる？

まず「不整脈がどのようにして起こるか」から知らなければなりません。

心臓は電気で動いています。洞結節から発生した電気が、心房筋→房室結節→ヒス束→脚→プルキンエ線維→心室筋へと伝わることで興奮が広がり、それぞれ心房筋、心室筋を収縮させます。この正常の伝導路を、刺激伝導系といいます（図1）。この順序で、かつ正常範囲内の頻度で伝導するもの以外はすべて

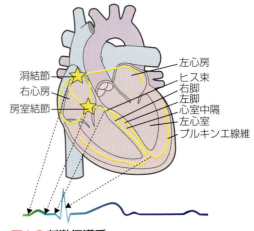

図1 ● 刺激伝導系

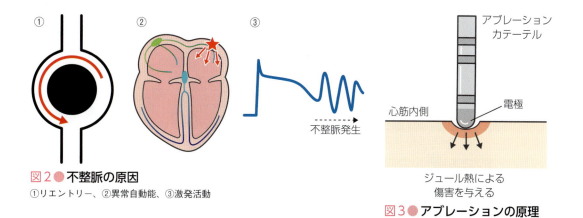

図2 ● 不整脈の原因
①リエントリー、②異常自動能、③激発活動

図3 ● アブレーションの原理
背中や大腿に対極板を貼り、カテーテル先端と対極板の間で通電し、ジュール熱を発生させる

「不整脈」となります。

その原因には、正常の伝導路以外に旋回回路が形成されるリエントリーや（図2①）、勝手に別の場所から興奮が始まる異常自動能（図2②）、何かをきっかけにして誘発される激発活動（図2③）などがあります。その回路や、異常興奮部位を直接治療できるのがカテーテルアブレーションです。このあたりの原理は少し難しいので、不整脈の診療に慣れてからで十分ですから、詳細は割愛します。

カテーテルアブレーションの原理

心筋焼灼の原理は、心筋に直接接地するアブレーション用のカテーテル先端と通常背部や大腿部に貼った対極板との間で通電し、ジュール熱でカテーテル先端が接地している部分に火傷を起こします（図3）。これにより不整脈の回路となっている一部の刺激伝導系や心筋自体に傷害を与え、不整脈が発生しないようにします。

そもそも不整脈の診断をするうえでは、心臓内に電極を直接挿入し、局所の電位を確認する必要があります（図4、5）。電極から得られた電気情報（電位）を見ながらどのように電気が流れているか、どこに発生源があるかを調べ、診断をしていくことが基本ですが、最近はさまざまなマッピングツールが出てきており（図6）、その診断精度は向上しています。

図7に示すのは、3次元マッピングシステムの一つ、CARTO®マッピングシステムの原理です。心腔内の電位情報とカテーテルの位置情報を同時に記録します。その位置情報の認識機能は、車のGPSと同じ原理で、背部に3つの磁場発生装置を配置し、カテーテルの先端でその磁気を感知することで、3次元的な位置情報が取得できます。さらに通常のカテーテルと同様に、先端の電位情報を得ることができるので、位置情報と電位情報を合わせて記録できます。このシステムを使用することで、より正確な診断と高い治療成功率が得られるようになってきました。

4章 新しいカテーテル治療

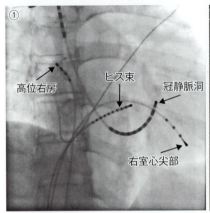
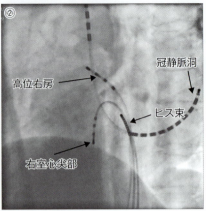

図4● 電極カテーテルと実際のX線
発作性上室頻拍の際の一般的なカテーテル配置を示す。大腿静脈から3本、右内頸静脈から1本の電極カテーテルが挿入されている。①右前斜位、②左前斜位

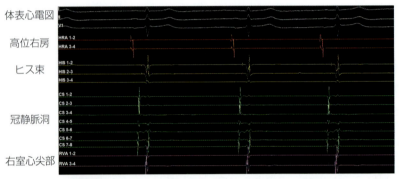

図5● 心内心電図
図4のカテーテル配置で得られた洞調律時の局所電位を示している。不整脈を誘発し、それぞれの局所興奮順序などから不整脈回路を同定する

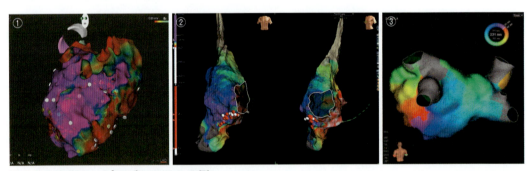

図6● 3次元マッピングシステムの例
①CARTO®3システム。陳旧性下壁心筋梗塞例の左室voltage map。カラー表示は領域の電位の大きさを示している。紫色は正常電位領域、赤や黄色は低電位領域（傷害心筋部位）である
②EnSite NavX™システム。通常型心房細動症例のactivation map。カラー表示はマッピングした部位と基準点からの時間差を示している。赤→黄→緑→青→紫の順で興奮が伝播する過程が示される
③Rhythmia™システム。僧帽弁輪を旋回する心房頻拍。同様に赤→黄→緑→青→紫と興奮が伝播している様子から僧帽弁輪を旋回する心房頻拍と判断できる

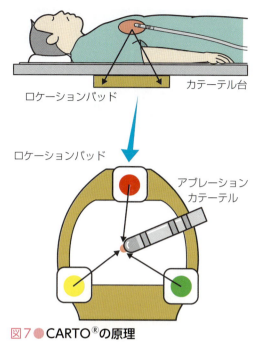

図7 ● CARTO®の原理
背中にあるロケーションパッドの3つの地場発生装置からの微弱な磁場を、専用の感知センサーをもつカテーテルが認識し、3次元の位置情報を取得する

適応となる疾患にはどんなものがある？

　カテーテルアブレーションは、ほぼすべての頻脈性不整脈が適応になります。
- 上室不整脈：心房細動、心房粗動、発作性上室頻拍、頻発性上室期外収縮など
- 心室不整脈：頻発性心室期外収縮、心室頻拍など

　勘違いしそうなのですが、不整脈のすべてがカテーテルアブレーションで治るわけではありません。具体的には、徐脈性不整脈はアブレーションでは治療できません。症状を伴う徐脈性不整脈の治療はペースメーカー植込みになります。

　代表的な不整脈についてそれぞれの特徴と治療法を解説します。

心房細動

　いま全国的に治療件数が増加しているのが、心房細動に対するアブレーションです。心房細動は高齢化とともに有病率が増える病気であり、日本の高齢社会を反映し患者数が増加しています。心房細動の発症起源になる異常興奮発生部位が肺静脈内にあることが約20年前に発見され、カテーテルアブレーションで治療ができるようになりました。

　図8に示すのは左心房の3D-CT画像を前述のCARTO®に取り込んだ画像ですが、両側の

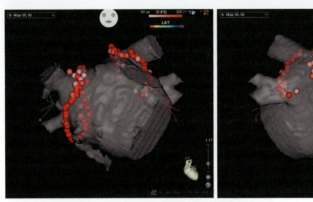

図8● 心房細動に対する両側拡大肺静脈隔離術
（●）は焼灼のポイント

肺静脈を大きく囲うように左心房前庭部を含めて焼灼しています。両側肺静脈拡大隔離を行うことで、心房細動のきっかけになる肺静脈内の異常興奮が心房内に侵入することを抑えられ、心房細動の発症を抑制します。

発作性上室頻拍

発作性上室頻拍には、房室結節リエントリー性頻拍、房室回帰頻拍、心房頻拍が含まれ、それぞれ治療部位が異なります。

●房室結節リエントリー性頻拍

房室結節リエントリー性頻拍は、通常の房室結節の部位に異なる伝導パターンをもった2つの伝導路（速伝導路・遅伝導路）があるために、その部位でリエントリーが形成される頻拍です（図9）。治療は、必要のない遅伝導路を焼灼し、リエントリーが旋回できないようにします。

●房室回帰性頻拍

この不整脈は、WPW症候群に代表されるような、房室結節以外の心房と心室の伝導（副伝導路）を有する患者さんに起こる頻拍発作です。

図10に示すように、心房－心室間に2本の伝導系路があるために、そこを旋回するリエントリーが起こります。この副伝導路の場所は症例によってさまざまで、右心房－右心室間や左心房－左心室間にあることが多いですが、複雑な回路を形成したり、副伝導路が2本以上ある症例もあります。

治療は、アブレーションにより副伝導路を焼灼・離断することで根治します。

●心房頻拍

心房頻拍は2つのパターンがあります。一定の構造物の周りを旋回するリエントリーを呈するものと、異常自動能・激発活動により心房の一部から異常発火が起こるものがあります。図11①には異常興奮のパターンを示しました。治療ではその部位を同定し、異常興奮を示す部位を焼灼します（図11②）。

心房粗動

心房粗動は、心房内の構造物（三尖弁輪、僧帽弁輪、一部の瘢痕組織など）を大きく旋

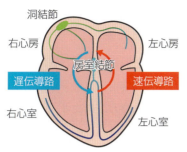

図9 ● **房室結節リエントリー性頻拍**

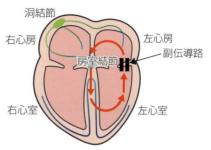

図10 ● **房室回帰性頻拍**

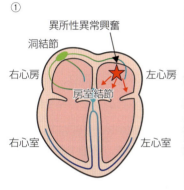

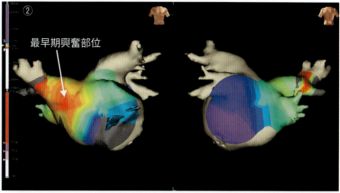

図11 ● **心房頻拍**
①異常興奮のパターン
②左心房のマッピング。右上肺静脈前面から中心円状に興奮が広がっている様子がわかる

回するリエントリー性不整脈です（一部の心房頻拍と似ている）。最も多いものは、三尖弁輪を旋回する通常型心房粗動です。

図12にCARTO®システムを用いて診断した通常型心房粗動の例を示します。興奮が広がる順に色付けし、赤→橙→黄→緑→青→藍→紫となっています。三尖弁輪を反時計方向に旋回している様子が理解しやすいと思います。

解剖学的峡部である、三尖弁輪－下大静脈峡部に線状焼灼を行うことで、頻拍回路を離断します。

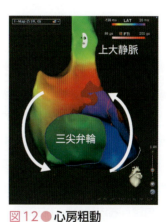

図12 ● **心房粗動**
左前斜位からの画像。中央に三尖弁輪があり、反時計回りに興奮が広がっている

4章 新しいカテーテル治療

心室期外収縮

心室期外収縮も、頻度の高いもの、自覚症状の強いものが治療対象になります。特に右室・左室流出路起源の心室期外収縮は治療成功率が高く、カテーテルアブレーションの良い適応になります。

高頻度に発生している場合はカテーテルを配置し、その発生場所を同定していきます。具体的な検出方法は、異常興奮発生部位はほかの心筋より早期に興奮するわけですから、カテーテルを各部位に留置し、早期性を見ることで診断を行います。最も早い部分が治療のターゲットです。ほかの不整脈と同様、3次元マッピングシステムを用いるとその様子が可視化できるため、より理解がしやすく、診断精度が向上します。

心室頻拍

心室期外収縮と同様、異常自動能や激発活動が主体の場合には最早期興奮部位を同定する方法で治療ができます。

また、陳旧性心筋梗塞など、心筋の一部に瘢痕組織がある場合、そこを中心にリエントリー回路が形成され、心筋内を旋回するリエントリー性心室頻拍が起こりえます。器質的心疾患を有する場合はこのタイプが多いといえます。

心室頻拍もほかの不整脈と同様、頻拍発作の最中に心室内をマッピングし回路を同定できますが、しばしば頻拍による血圧低下を認め血行動態が維持できず、頻拍中のマッピングが不可能な場合も多く経験されます。そのため洞調律のまま心室内をマッピングし、回路として想定される瘢痕組織の周囲や、瘢痕組織内への焼灼により治療を行うこともあります。

実際の治療の手順とポイント

カテーテルアブレーションは基本的に手技時間が長くなることや、治療部位によっては疼痛を伴うことがあるため、鎮静・鎮痛を行う場合があります。

穿刺部位は、右内頚静脈（右鎖骨下静脈）、右大腿静脈からシースを挿入することが基本になります。これは症例・対象疾患、実施施設により若干異なる場合があります。

入室～準備

「入室時にすでに不整脈が出ている状態なのか（持続性心房細動、心房粗動、心室期外収縮など）」「入室時には洞調律を維持しているのか」は、その後の手技に非常に重要なので、まず初めに心電図の確認を行います。

また、穿刺部位の確認は必須です。心房細動、発作性上室頻拍のアブレーションでは静脈穿刺で手技をしますが、併せて動脈穿刺を

するかなどの確認も必要です。

動脈圧ラインを入れない場合は、血圧計により定期的な血圧の確認が必須です。

鎮静を行う場合はどの点滴ルートから薬剤を投与するかをあらかじめしっかり決めておく必要があります。持続点滴ルートとIVルートを別に用意することもあります。

診　断

電極カテーテルを配置し、通常診断を確定するために誘発を実施します。誘発のためにβ刺激薬（イソプロテレノール）やアトロピン硫酸塩水和物、ATP（アデノシン三リン酸二ナトリウム）などを投与する場合があります。その際には用量、投与法などを確認しておく必要があります。

不整脈の誘発時には患者さんが不快を訴えたり、血圧が下がったりすることがあるので、意識下で実施する場合は適宜症状を確認することが必要です。

治療（通電）

診断がついた後、そのまま治療に入ります。

通電では直接心筋に傷害を与えるため、通電部位、出力により変わりますが、痛みを伴うことがあります。意識下で実施する場合は患者さんにそのタイミングを伝える必要があります。鎮静下の場合には、痛みにより体動が出ることがあり、マッピングシステムのずれにつながるため、鎮痛薬の使用も考慮すべきです。

治療後

通常はカテーテル室（以下、カテ室）でシースを抜去、止血を行います。アブレーションに使うカテーテルは太いものが多く、止血に時間がかかる場合があります。特に心房細動アブレーションの場合は抗凝固薬を内服しており、より止血時間がかかることもあります。そのため動脈であればアンジオシール®STSのような止血デバイス、静脈であればZ字縫合を行う場合もあります。

止血時の迷走神経反射、血圧低下にも注意が必要です。

どんな合併症が起こる？

穿刺部出血

カテーテルアブレーションでは、複数個所に3〜5本のカテーテルを挿入することもあり、穿刺部の出血は気をつけるべき合併症です。治療用のアブレーションカテーテルやクライオバルーンカテーテル（冷凍凝固アブ

レーションで用いる）を体内に入れるためには11〜15Fr.のシースを用いる場合があり、静脈であっても出血の危険が少なくありません。心室頻拍、心室期外収縮、左心房−左心室間に副伝導路があるWPW症候群などでは、大腿動脈から8Fr.以上のシースを挿入することもあります。

また心房細動などのアブレーションでは、術前・術中とも十分な抗凝固療法を行うため、ほかのカテーテル検査や治療と同様、もしくはそれ以上に出血のリスクがあります。

心タンポナーデ

心筋に直接傷害を与えるため、心臓の周囲への出血、心膜液貯留、そして心タンポナーデの危険性があります。

心タンポナーデとは、心臓の周囲に出血をきたし、心臓と心臓の周りを包む心外膜の間に血液がたまり、その血液のために心臓が外から圧迫されてしまい、うまく動けなくなってしまう病態をいいます。これは放っておけば死に直結する重篤な病態であり、すぐに穿刺・ドレナージが必要です。

前兆は血圧低下と頻脈です。バイタルサインをこまめに確認しておく必要があります。カテ室内で急いでドレナージを行う場合が多いため、ドレナージができるキットをすぐに出せるようにしておきます。

脳梗塞

左心系へのアプローチを伴うアブレーション、具体的には心房細動、左心房－左心室間に副伝導路があるWPW症候群、左心室起源の心室頻拍などのアブレーションの際に問題となってきます。

心臓カテーテル検査・治療の全般にいえることですが、異物が体内に入ると、血液は固まる性質があり、抗血栓対策が必要になります。術中はヘパリンを使用して抗凝固療法を実施しますが、血栓塞栓リスクのより高い心房細動のアブレーションでは活性凝固時間（activated coagulation time；ACT）が300～350秒以上をめざして、血栓形成の抑制に特に注意を払います。

空気塞栓

最近では心房細動のカテーテルアブレーションが増えてきており、太いシースを左心房に留置する場面が増えています。クライオバルーンアブレーションなどでは特に太いシースを使用するため、カテーテルの出し入れで空気がシースから左心系に入ることがありえます。空気が動脈系に入ると塞栓を起こしえますが、最も多いのは解剖学的な位置関係から右冠動脈への塞栓が多く経験されます。術中の心電図変化、徐脈・ブロック、血圧低下で気づかれることが多く、やはりバイタルサインの変化に注意が必要です。もちろん脳梗塞の危険もあります。

食道傷害・横隔神経麻痺

これは特に心房細動のアブレーションの際に問題となる合併症です。心房筋の焼灼に際し、心房に接する臓器への傷害は常に懸念されます。

● 食道傷害

左心房の背側にある食道への傷害は注意すべきで、術中に食道温モニターを留置する施設も多いです。温度をモニターすることで食道への直接傷害を予見できる可能性があります。

また、胃食道神経への傷害により、消化管蠕動障害の可能性があります。こちらは多く

は一過性であり、重篤化することはまれです。

● 横隔神経麻痺

　特にクライオバルーンアブレーションの際に、右肺静脈のより深い位置で傷害を与えた場合、近くを走行する横隔神経に傷害を与え、横隔神経麻痺をきたす可能性があります。こちらも一過性であることがほとんどですが、数カ月にわたり障害が残ることもあります。

カテーテルアブレーションにおける看護のポイント

　対象となる不整脈によって多少異なりますが、以下の点を押さえましょう。

不整脈誘発に伴う苦痛

　不整脈の診断・治療のために、不整脈を誘発することがほとんどです。不整脈が誘発されると、当然のことながら患者さんには動悸、血圧低下など不快な症状が出ることがあります。誘発中はそのことを念頭に置いて対応した方がよいでしょう。

安静に伴う苦痛

　不整脈のカテーテルは基本的に鼠径部からシースを挿入し、検査・治療を行います。3次元マッピングシステムを使用している場合、体を動かしてしまうとマッピングがずれてしまうことがあり、より厳格に安静を要することもあります。さらに基本的に時間がかかる手技であるため、安静に伴う腰痛などを訴える患者さんも多いです。適宜除圧を行うことで苦痛を緩和することもできます。

バイタルサインの変化

　前述したとおり、電気生理学的検査・カテーテルアブレーションでは不整脈を誘発する作業を繰り返し実施しますが、発作の出現により血圧の急激な低下をきたすこともあります。また、合併症の一つとして挙げた心タンポナーデでも急激な血圧低下をきたします。常にバイタルサインに注意を払う必要があります。

おわりに

　カテーテルアブレーションは全国的にも実施件数・実施施設数が増えています。昔は心内心電図だけで実施していましたが、理解しやすいようなマッピングシステムが登場し、不整脈の診断・治療精度が向上しました。また心房細動では、クライオバルーンを含めたバルーンテクノロジーが登場し、より短時間で治療ができるようになってきています。

　不整脈はとっつきにくい分野ですが、奥が深い分野でもあります。ぜひ興味をもって取り組んでください。

4章　新しいカテーテル治療

4章 新しいカテーテル治療

2 TAVIって何ですか?

北里大学 医学部循環器内科学　講師●目黒健太郎（めぐろ けんたろう）

先生、今のカテーテル検査の患者さん、大動脈弁狭窄症でしたよね。今度治療すると話してましたけど、どうやって治療するのですか？けっこうご高齢でしたけど、治療は必要なんですか？

大動脈弁狭窄症は高齢者に多いから、杖をついている患者さんはそんなに珍しくないよ。最近ではTAVI（タビ）でも治療できるようになってきているので、高齢でも問題にはならないよ。

旅（タビ）？ですか？？？

TAVIは、transcatheter aortic valve implantationの略だよ。カテーテルで大動脈弁を置いてくる治療法で、胸を開けなくてすむぶん、高齢者には優しいんだ。そっか、治療は手術室のハイブリッド手術室（後述）でやっているから、カテーテル室にいるとわからないんだね。手術室で心臓外科と共同で毎週のように治療しているから見にくるといいよ。

はい！今度見学してきます。

どんな治療？

経カテーテル的大動脈弁植込み術（transcatheter aortic valve implantation；TAVI）、もしくは経カテーテル的大動脈弁置換術（transcatheter aortic valve replacement；TAVR）は、開胸手術が不可能もしくはハイリスクとされる患者さんに対して、より低侵襲な治療として開発されてきました。

日本で主に使われている人工弁はバルーン拡張型のエドワーズライフサイエンス株式会社のエドワーズ サピエン 3（SAPIEN 3、図1①）

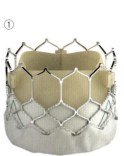
画像提供：エドワーズライフサイエンス株式会社

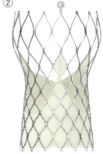
画像提供：日本メドトロニック株式会社

図1 ● 経カテーテル生体弁
①エドワーズ サピエン3
②Evolut™ R

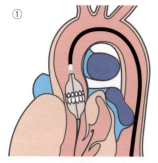 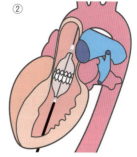

図2 ● 経大腿動脈アプローチ（①）と経心尖部アプローチ（②）

表1 ● 大動脈弁狭窄症の重症度

指　標	軽　度	中等度	高　度
弁通過血流速（m/sec）	＜3.0	3.0〜4.0	≧4.0
平均弁間圧較差（mmHg）	＜25	25〜40	≧40
弁口面積（cm^2）	＞1.5	1.0〜1.5	≦1.0
弁口面積係数（cm^2/m^2）			＜0.6

と、自己拡張型の日本メドトロニック株式会社のEvolut™ R（図1②）です。

弁の留置経路としては、より低侵襲な経大腿動脈アプローチが第一選択とされています（図2①）。足のアクセス血管に狭窄や石灰化、屈曲などの問題がありアクセス困難である場合には、鎖骨下動脈、直接大動脈アプローチや経心尖部アプローチ（図2②）が行われます。

適応となる疾患

TAVIは症状のある重症大動脈弁狭窄症の患者さんで、開胸を伴う外科的大動脈弁置換術のできない、もしくはハイリスクの患者さんが適応となります。重症大動脈弁狭窄症の診断は心エコー検査で行われます（表1）。

2002年にフランスのルーアン大学のクリビエ教授により第1例目が施行されて以降、2007年にヨーロッパでCEマークを取得し、2011年にはアメリカで承認されています。日本では2013年にエドワーズ サピエン3の前の世代のサピエンXTが、2015年にはEvolut™ Rの前の世代のCoreValve®による治療が始まりました。その後、現在の最新デバイスに置き換わっています。

日本で認可されて以降急速に件数も増え、最近ではハイリスク患者さんのみならず、中等度リスク患者さんにまで適応が広がりつつあります。

治療の手順とポイント

治療はカテーテル室（以下、カテ室）ではなく、ハイブリッド手術室で行われます。ハイブリッド手術室とは開胸術を実施できる空気清浄度の手術室内に、カテ室と同様の血管撮影装置を設置した部屋です（図3）。TAVIは冠動脈カテーテル治療と異なって全身麻酔や鎮静下で行われるため、麻酔器に加え、術中に使用する経食道心エコー装置、人工心肺装置、心電図や圧波形を記録できるポリグラフを配置します。

患者さんはカテーテル台の上にあおむけになり、鼠径部から経大腿動脈アプローチ（図2①）や、左側方開胸下に経心尖部アプローチ（図2②）を行います。

バルーン拡張型のエドワーズ サピエン3で

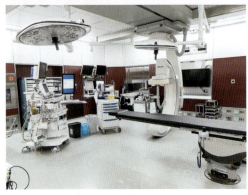

図3 ● ハイブリッド手術室

は拡張中の心拍でデバイスがずれないようにするために、高頻度ペーシング（ラピッドペーシング）を180〜200回/min程度で行います（図4）。一方で自己拡張型のEvolut™ Rではこのようなラピッドペーシングは必要あり

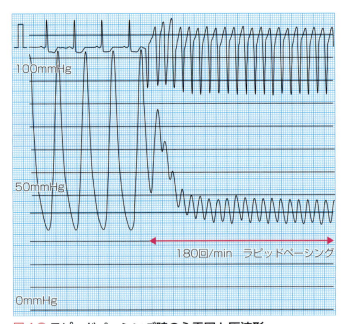

図4 ● ラピッドペーシング時の心電図と圧波形
180回/minのラピッドペーシング（高頻度ペーシング）中には、心臓の一回拍出量が低下し、血圧が著明に下がることがわかる

ませんが、時に100回/min程度のコントロールペーシングを行います。

治療後は術中の合併症がなければ、手術室で全身麻酔や鎮静を覚まし、しっかりと意識を確認してから集中治療室へ移動します。

急性期に起こりうる合併症とその対処

TAVIがヨーロッパで始まった当初には、合併症は比較的多くみられ、死亡が約4％、冠動脈閉塞による心筋梗塞が1％、血管合併症が7％および脳卒中が3％程度みられていました[1]。デバイスの進化と術者の習熟が増すにつれて合併症の頻度は下がってきており、現在のデバイスでは死亡率が2％程度にまで下がってきていますが、もともと外科手術のできないもしくはハイリスク患者さんに行われるため、重篤な合併症はまれならずみられます。起こりうる合併症は大きく心臓合併症と心臓外合併症とに分けられます（表2）。

急性期の心臓合併症

● **弁輪破裂、心タンポナーデ**

弁輪部をバルーンで拡張したときやバルーン拡張型の弁を留置したときに、弁輪部の大きさに比べて大きすぎる径のバルーンで拡張したときや、弁輪部近辺に著明な石灰化がみられるときに弁輪破裂が起こりえます。自己拡張型の弁の留置時には起こりませんが、バルーンでの前拡張や後拡張で弁輪破裂が起こることがあります。弁輪破裂の起こる確率は0.5～1.0％程度と比較的まれではありますが、一度起こると重篤となることの多い合併症です。

弁輪破裂が生じると心タンポナーデを引き起こします。心タンポナーデは弁輪破裂のほかに、一時的ペースメーカーワイヤーによる右室穿孔や、左室内のガイドワイヤーによる左室穿孔でも起こります。心タンポナーデにより心臓の拡張制限が起こることにより血圧

表2 ● TAVIの合併症

心臓合併症	心臓外合併症
弁輪破裂 心タンポナーデ 冠動脈閉塞 弁周囲逆流 房室ブロック 弁脱落	血管合併症 脳血管障害 塞栓症 出血 腎機能障害

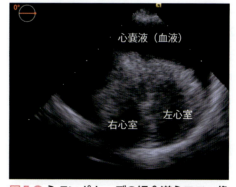

図5 ● 心タンポナーデの経食道心エコー像
左心室、右心室が心嚢液により圧排されていることがわかる

が低下したり、心停止に至ることもあります。

心タンポナーデは経食道心エコー（図5）や経胸壁エコー、血管造影で診断できます。出血の程度が軽度であれば、補液や輸血で対処可能なこともありますが、心嚢穿刺が必要となることが多いです。出血が止まらない場合や血行動態が不安定な場合には、開胸による止血や心肺補助循環が必要となることもあります。

冠動脈閉塞

TAVI弁はもともとの患者さんの硬化した大動脈弁を切除せずに、その石灰化大動脈弁の中に留置します。切除されていない石灰化大動脈弁がTAVI弁の外側に偏移し、冠動脈入口部をふさぐことにより起こります。これは冠動脈の高さが低い場合や、大動脈弁の石灰化部分が大きい場合に起こりやすいとされています。

冠動脈閉塞を起こすと左冠動脈主幹部や右冠動脈入口部をふさぎ、急性心筋梗塞を引き起こし、虚血による心原性ショックをきたすため、緊急で対処が必要です。血行動態が崩れた場合には経皮的心肺補助（PCPS）を用いることもあります。閉塞に対しては速やかに経皮的冠動脈インターベンション（PCI）治療や冠動脈バイパス術（CABG）を行います。

冠動脈閉塞の危険性の高い、冠動脈の高さが低い場合や大動脈弁に石灰化が著明な場合には、前もってPCIのガイディングカテーテルを冠動脈に挿入し、あらかじめガイドワイヤーを冠動脈内に留置し、閉塞した場合にはバルーンによる拡張やステント留置が行えるようにしておきます。

弁周囲逆流

留置したTAVI弁と、もともとの患者さんの石灰化大動脈弁との間から、血液が左室側に漏れ出すことにより弁周囲逆流が起こります。エドワーズ サピエン3ではわき漏れのためのスカートが付いており、弁周囲逆流を減らします。弁周囲逆流により左心室に容量負荷がかかるため心不全を悪化させ、死亡率を増加させることが報告されています[2]。

房室ブロック

心臓は電気活動により収縮と拡張を繰り返していますが、その電気活動を伝える刺激伝導系は大動脈弁直下の心室中隔を走行しています。バルーンで大動脈弁を拡張したり、TAVI弁を留置することによりこの刺激伝導系に影響を与えることで房室ブロックが生じることがあります。

特に術前から右脚ブロックがあると房室ブロックを生じやすいです。術中から術後ICUにかけては一時的ペースメーカーを留置しますが、房室ブロックが改善しない場合には恒久的ペースメーカーの植込みが必要となります。また、数日後に突然房室ブロックが生じることもあり、入院中には心電図モニターの装着が必要となります。

弁脱落

TAVI弁の留置位置が浅すぎるときや深いときに生じます。また、留置したTAVI弁が弁輪径に比べて小さすぎるときや、もともとの患者さんの大動脈弁に石灰化が少ないときに起こりやすいです。左心室内に脱落したときには、人工心肺下に左心室内から脱落弁を取り出す必要があります。

急性期の心臓外合併症

● 血管合併症

経大腿動脈アプローチでは、14～18Fr.（およそ5～6mm）の大口径シースを大腿動脈から挿入します。血管径が小さかったり石灰化があったりすると血管の解離、閉塞や破裂などが起こる可能性があります。その場合はステントの留置、バルーン拡張や外科的な血管修復が必要となります。

● 脳血管障害、塞栓症

石灰化を伴う硬化した大動脈弁に対してバルーン拡張やデバイス留置をするため、塞栓症は避けられない合併症です。微小な脳梗塞を含めると術後のMRIでおよそ3分の2の患者さんでみられると報告されています[3]。脳血管障害および塞栓症は周術期に多くみられますが、もともと全身の動脈硬化を伴った患者さんが多く、術後にもみられます。

● 出血

経大腿動脈アプローチであっても、大口径であり、出血の危険性があります。血管合併症を起こすと出血量が多くなり、輸血が必要なこともあります。経心尖部アプローチでは拍動した心臓へ直接アプローチするため、経大腿動脈アプローチよりも出血量が多くなる傾向があります。

● 腎機能障害

TAVIを行う患者さんは高齢者が多く、もともとの腎機能も低下している患者さんが多いです。術前から点滴負荷を行うことで、できるだけ術後の腎機能障害を予防していきますが、術中・術後の血行動態が不安定であったり、術中の造影剤による腎機能障害が生じることがあります。

看護のポイント

海外でのTAVI治療では、カテ室で行っているところも多いですが、日本ではカテ室ではなくて手術室内にあるハイブリッド手術室で行われます。麻酔科医が必ずおり、全身麻酔もしくは鎮静下での治療なので、看護師が患者さんの血圧や血行動態を気にかけることや、苦痛なく安静を保てるかどうかを気にかける必要性は、カテ室と違ってあまり多くはありません。TAVI中の看護師の役割としては、手術室としての仕事が主だったものとなります。

ただし、先に述べた術中に起こりうる合併症のためTAVIのみならず、それぞれの治療に精通していなければなりません。弁輪破裂や心タンポナーデ時には開心術へ移行することがあります。冠動脈閉塞のリスクの高いときには冠動脈にガイドワイヤーを挿入したり、冠動脈閉塞時には冠動脈をバルーンで拡張したり、ステント留置を行うPCIへ移行することがあります。術中の血行動態不安定時にはPCPSを用いることもあります。血管合併症に対してはステント治療やステントグラフト治療が必要となることもあります。

4章 新しいカテーテル治療

慢性期にみられる合併症、病棟での看護のポイント

心不全の増悪

　TAVI術後には狭窄症による圧較差は減少しますが、大動脈弁は良くなっても長期間の圧負荷から心室壁が厚くなっており拡張障害や心筋傷害が生じているため、心不全を起こしやすい状態です。また、弁周囲逆流を生じると左心室の容量負荷をきたすため、心不全を起こしやすい状態です。特に周術期に輸液過多となると悪化しやすく、体重が増加しないように術後体重測定を行い、増加するようであれば利尿薬が必要となることもあります。退院に向けて、ほかの心不全患者さんと同様の塩分制限と水分制限が必要です。

ADLの低下

　カテーテル治療のため、開心術と比べて術後の体力低下は少ないものの、高齢者においては、術後早期には体力が低下します。日常生活での注意点を説明するのと同時に、身体的なリハビリテーションも重要です。入院時と同程度までADLが回復することを確認したうえで退院をめざします。

　高齢者では、もともとの生活様式やADLがどの程度まで可能かは個々の患者さんで大きく異なるため、術前からの介入も重要となります。生活習慣も含め、多職種での介入が必要となります。

おわりに

　TAVI治療の適応となる疾患および治療の方法について概説するとともに、起こりうる合併症と手術室および病棟での看護のポイントについて記載しました。TAVIでは、多くの職種が力を合わせてハートチームを作って治療にあたります。治療の対象者は高齢者や併存疾患をもつ方が多く、術後にも心臓リハビリテーションを軸とした多職種での介入が必要となる治療法です。そのなかで看護師としてチーム医療に貢献していただければと思います。

《引用・参考文献》
1) Thomas, M. et al. Thirty-day results of the SAPIEN aortic Bioprosthesis European Outcome（SOURCE）Registry：A European registry of transcatheter aortic valve implantation using the Edwards SAPIEN valve. Circulation. 6；122（1）, 2010, 62-9.
2) Leon, MB. et al. Transcatheter or Surgical Aortic-Valve Replacement in Intermediate-Risk Patients. N Engl J Med. 374（17）, 2016, 1609-20.
3) Kahlert, P. et al. Silent and apparent cerebral ischemia after percutaneous transfemoral aortic valve implantation：a diffusion-weighted magnetic resonance imaging study. Circulation. 121（7）, 2010, 870-8.

4章 新しいカテーテル治療

3 MitraClip®って何ですか？

東京大学 医学部先進循環器病学講座　特任講師 ● 金子英弘（かねこ ひでひろ）

先生、今のカテーテル検査の患者さん、僧帽弁閉鎖不全症でしたよね。今後、治療すると話されてましたけど、どうやって治療するんですか？ かなり心不全も進んでて調子が悪そうでしたけど、治療できるんですか？

僧帽弁閉鎖不全症は心不全を合併する患者さんがとても多いんだ。でも、MitraClip®というカテーテル治療で安全に治療できるようになったので大丈夫だよ。

MitraClip®ですか？ 確かこの間も大動脈弁狭窄症にカテーテル治療（TAVI）を行っていましたけど……。

そうだね。大動脈弁狭窄症や僧帽弁閉鎖不全症は高齢者や心不全患者さんが多いので、今までの外科手術ではリスクが高すぎる患者さんが多いんだ。そういう患者さんに大動脈弁狭窄症であればTAVI、そして僧帽弁閉鎖不全症であればMitraClip®というカテーテル治療が行えるようになったんだ。今度、MitraClip®の治療があるから見にくるといいよ。

はい！ 今度、見学しにいきます。

どんな治療か？

　MitraClip®（アボット バスキュラージャパン社）は、心臓外科手術（僧帽弁形成術あるいは僧帽弁置換術）が不可能もしくはハイリスクとされる僧帽弁閉鎖不全症（mitral regurgitation；MR）患者さんに対する低侵襲カテーテル治療として開発されました。

　多くの心臓病がそうであるように、僧帽弁閉鎖不全症も高齢者に多い病気です[1, 2]。日本は世界に類を見ない超高齢社会となっているので、MRは今後、ますます重要な疾患になります。

重症MRに対する治療の現実

　重症のMRで症状のある（心不全）患者さんへの標準的治療は、心臓外科手術（僧帽弁形成術あるいは僧帽弁置換術）です。その一方で、心臓外科手術は全身麻酔下に人工心肺を用いた開胸手術となり、治療の侵襲度は高くなります。

　このため、本来は心臓外科手術が必要なMR

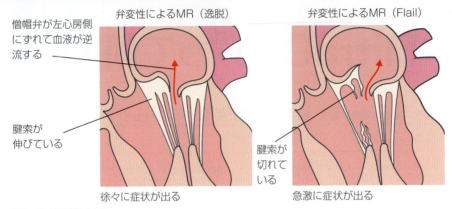

図1 ● 器質性MR

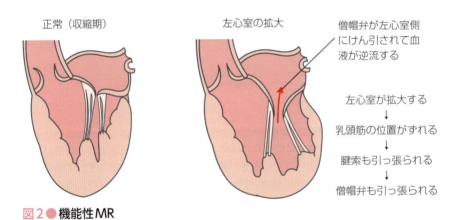

図2 ● 機能性MR

の患者さんでも約半数の患者さんでは手術が行われていません。左室機能の低下や、高齢、合併疾患の存在が手術を行わない主な理由です[3]。

年齢については70歳までは6割以上の症例で手術が選択されているものの、70〜80歳では42％、そして80歳を超えるとわずか15％の症例にしか手術が行われていません[3]。

また、MRには僧帽弁逸脱や腱索断裂など弁自体に異常のある器質性MR（図1）と、虚血性心筋症や拡張型心筋症によって左心室が拡大（左心リモデリング）したことで僧帽弁が外側に牽引されること（tethering）によっ

て発生する機能性MR（図2）の2種類が存在しますが、機能性MRではほとんどの症例で心臓外科手術が行われていないことも報告されています[4]。

このようにMRの治療には、大きなUnmet Medical Needsが存在しており、心臓外科手術以外の治療方法が必要だと考えられてきました。

重症MRに対する低侵襲なカテーテル治療MitraClip®

このような背景から心臓外科手術を行うことが難しいMRの患者さんに対する低侵襲治療として、カテーテルを用いた僧帽弁への治

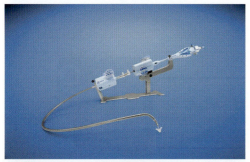
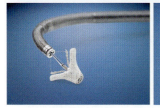
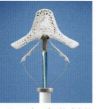

画像提供：アボット バスキュラー ジャパン株式会社
図3●MitraClip®デバイスの外観

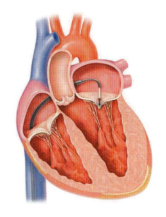

画像提供：アボット バスキュラー ジャパン株式会社
図4●MitraClip®の僧帽弁へのアプローチ

療が注目を集めています。

　この分野では約50種類もの治療デバイスが開発中ですが、そのなかで現在、最も広く普及しているのが、MitraClip®（図3）です。

　イタリアの心臓外科医・Alfieriは、MRに対して、僧帽弁前尖・後尖を縫合し、2口の僧帽弁（double orifice）を形成することで、MRの減少・改善をめざすedge-to-edgeテクニックを開発しました。このedge-to-edgeテクニックをカテーテル治療に応用したのがMitraClip®です。

　以下で詳しく解説しますが、MitraClip®では、大腿静脈からアプローチし、心房中隔穿刺を行って、右心房から左心房へカテーテルを進めます。そして、カテーテルによって誘導したクリップを用いて、僧帽弁前尖・後尖を架橋します（図4）。MitraClip®では人工心肺を用いることはなく、静脈アプローチの手技であるため、心臓外科手術と比較して低侵襲であることが最大の利点です。

　MitraClip®は2008年からはヨーロッパで、そして2013年からは米国でも使用されるようになり、すでに全世界で60,000例以上の治療が行われています。この治療が世界で最も浸透し、ヨーロッパの症例数の約7割を占めるドイツでは、MitraClip®の年間症例数は6,000件を越え、心臓外科手術と匹敵するレベルに達しています。

　そして、ヨーロッパから遅れること10年、米国から遅れること5年、ついに日本でも2018年からMitraClip®が保険償還され、患者さんの治療に用いることができるようになりました。MitraClip®は、現在の心臓病治療で最も期待される治療法の一つです。

4章 新しいカテーテル治療

適応となる疾患

僧帽弁の解剖学的評価

　日本におけるMitraClip®の適応は、「心臓外科手術が困難な、症状を伴うmoderate-severe（3+）あるいはsevere（4+）のMRで、左室駆出率（LVEF）30％以上」の症例です。ただ、心臓外科手術が困難な症例のすべてがMitraClip®で治療できるわけではありません。

　MitraClip®による治療を検討する症例では、必ず治療前に心エコー検査、特に経食道心エコー検査（TEE）で、僧帽弁の解剖を評価して、「MitraClip®で治療できる症例かどうか」を判定する必要があります。

　MitraClip®治療前の解剖学的評価として、従来はEVEREST Criteria[5]が広く用いられてきました。器質性MR、特に僧帽弁逸脱症の場合には、逸脱した弁尖との距離（flail gap）が10mm未満であり、逸脱弁尖の幅（flail width）が15mm未満の症例が推奨されます。一方、機能性MRの場合には、僧帽弁弁尖接合部長（coaptation length）が2mm以上であり、僧帽弁弁輪から接合部までの距離（coaptation depth）が11mm未満であることが求められます（図5）。

　近年はドイツ循環器病学会が提唱する、German Consensusによる評価がより一般的に用いられるようになっています[6]。German Consensusを表1[6]にまとめましたが、注目すべきは、「Unsuitable Valve Morphology（不適切な弁の形態）」に分類される箇所です。ここに示されている「弁穿孔を伴う症例」「高

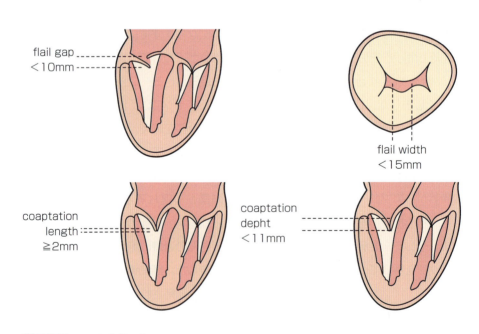

図5 ● Everest Criteria

表1 ● German Consensus

適切な弁の形態	条件付きで適用	不適切な弁の形態
• A2/P2病変 • 弁尖に石灰化なし • 僧帽弁弁口面積>4cm² • 可動後尖長≧10mm • Coaptation depth<11mm • 正常弁尖可動 • Flail width<15mm • Flail gap<10mm	• A1/P1orA3/P3病変 • 把持領域の石灰化 • 弁輪石灰化 • 弁輪形成術後 • 僧帽弁弁口面積>3cm² • 可動後尖長≧7mm • Coaptation depth≧11mm • Carpentier ⅢB病変 • Flail width>15mm	• 僧帽弁に穿孔・裂孔あり • 把持領域の高度石灰化 • 僧帽弁狭窄症（弁口面積 　<3cm²or平均圧較差≧ 　5mmHg） • 可動後尖長<7mm • リウマチ性弁尖肥厚および 　Carpentier ⅢA病変 • Barlow症候群

文献6を参考に作成

度石灰化を伴う症例」「有意な僧帽弁狭窄を合併する症例」「可動性のある後尖が7mm未満の症例」などは、MitraClip®の治療対象としては避けるべきです。

看護師の皆さんも、MitraClip®が検討されるような症例に出会った際には、TEEの画像を実際に見て、MitraClip®による治療が可能かどうかを考えてみるのも面白いかもしれません。

器質性MRと機能性MRへの適応

また、MitraClip®の適応を考えるうえでは、MitraClip®と心臓外科手術の治療成績の比較を理解することが重要です。

米国のFDA申請に向けて行われたEVEREST Ⅱ試験（MitraClip®群184例、外科手術群95例）は、MitraClip®と僧帽弁外科手術のランダム化比較試験です[7]。その結果、MitraClip®治療群では1年以内の僧帽弁手術の割合が有意に多く（20％vs.2％、p<0.001）、MRの改善効果は外科手術に劣ることが示されました。また、MitraClip®治療後に約4分の1の症例で僧帽弁手術を要するものの、その大部分（およそ9割）は

MitraClip®治療後1年以内に集中しており、時間経過とともにMRが悪化する症例は少ないことが示唆されます[8]。

一方で、MRの改善で劣るMitraClip®ですが、有害イベントは外科手術と比較して有意に少なく（15％vs.48％、p<0.001）、治療の安全性においては優れ、心不全症状の改善は同等であることが報告されています[7]。

●器質性MR

この結果を踏まえれば、心臓外科手術の効果が長期成績としても確立されている器質性MRについては、今後もできる限り、心臓外科手術を優先すべきだと思います。特に日本の心臓外科医がもつ高度な手術技術（特に弁形成術）を考えれば、超高齢者やよほど重大な合併症がない限り、器質性MRに対してMitraClip®が選択される症例は限定されるべきだと思います。

●機能性MR

一方で、機能性MRに対する心臓外科手術の効果は、特に生命予後の改善という点で、いまだに確立されていません。このため、機能性MRに対してMitraClip®による低侵襲治療は、有望な治療選択肢として期待されていま

4章

新しいカテーテル治療

HEART nursing 2018 秋季増刊 ＊ 231

す。実際にMitraClip®の実臨床を反映したACCESS-EUレジストリー[9]やTRAMIレジストリー[10]に登録された症例の7割以上が機能性MRです。左室機能の低下や重度の心不全と合併することの多い機能性MRに対するMitraClip®の有効性は、現在の循環器臨床研究においても大きな注目を集めるポイントの一つです。

治療の手順とポイント

MitraClip®の治療コンセプトや適応が少しずつわかってきたところで、いよいよ実際の治療手技を解説したいと思います。

術前準備

MitraClip®はTAVIと異なり、ハイブリッド手術室以外の通常のカテーテル室（以下、カテ室）でも行うことができます。ただ、術者（通常2人）、エコー医1人、麻酔科医1人、看護師（通常2人）、と最低6人が手技に加わり、導入初期段階では心臓外科医や企業プロクターも手技をサポートすることになるため（図6）、手狭にならないように十分なスペースが確保されたカテ室で手技を行うことが望ましいと思います。

MitraClip®の手技は全身麻酔下で行われ、TEEおよびX線透視の2つの画像モダリティを用いて行います（図7）。ほぼすべての手技の過程がTEEガイドで行われる点が、この治療の大きな特徴の一つです。

大腿静脈アプローチ

MitraClip®のアプローチは（右）大腿静脈から開始されます。動脈圧をモニターするために橈骨動脈からピッグテールカテーテルを挿入する場合や、右心カテーテルのために内頸静脈を穿刺する症例もあります。

心房中隔穿刺

MitraClip®の手技において最も重要なステップの一つです。心房中隔穿刺を正しい位置で行えば、その後の僧帽弁へのアプローチ

- 術者2人
- エコー医1人
- 麻酔科医1人
- 看護師2人
- 心臓外科医1人（導入期）
- アボットバスキュラー社プロクター1人（導入期）

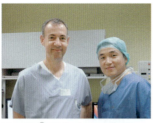

MitraClip®ではハートチームのコミュニケーションが重要。
指導医のNeuss先生（左）と筆者（右）

図6 ● MitraClip®に携わるスタッフ

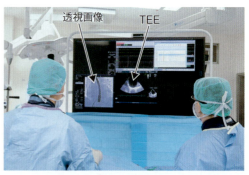

図7 ● MitraClip®では透視画像とTEEを用いて手技を行う

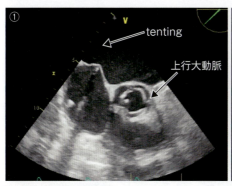 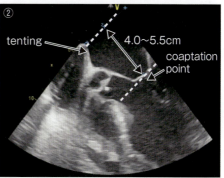

図8● 心房中隔穿刺
①Short axis viewで中隔卵円窩の後側（posterior）を穿刺する
②Four chamber viewでtentingとcoaptation pointの距離を測定し、中隔卵円窩の高め（superior）を穿刺する

も容易になります。逆にMitraClip®システムの可動域には限界があるため、心房中隔穿刺の位置を誤れば、手技の難易度が高まり、最悪の場合、手技不成功の原因にもなります。

心房中隔穿刺の原則は「posterior & superior」です。心房中隔卵円窩の後側（posterior）を穿刺することで（図8①）、誤って上行大動脈を損傷するリスクを避け、かつ僧帽弁のcoaptation pointから4.0～5.0cmの高さ（superior）を穿刺し（図8②）、左心房内でのワーキングスペースを確保します。中隔穿刺の位置決めでは、TEEが必須であり、術者にはTEEガイド下の慎重な手技が求められます。

僧帽弁へのアプローチ（steering）

心房中隔穿刺に引き続いて24Fr.のスティーラブル・ガイド・カテーテル（steerable guide catheter；SGC）を進め、SGCを通して、クリップ・デリバリー・システム（clip delivery system；CDS）が左心房へ到達します。

SGCおよびCDSは心臓内で3次元的な操作が可能で、TEEおよびX線透視下にCDSを僧帽弁方向に向けていきます（steering、図9①）。クリップが僧帽弁に近づいた際には、クリップがMRジェットの中央に位置していること、CDSが左室心尖部を向いていること、そして180°に開いたクリップが僧帽弁前尖・後尖に対して直交していること（perpendicular position）を確認します。Perpendicular positionの確認には3D心エコー画像が有用です（図9②）。引き続き僧帽弁を通過させ、クリップを左心室に進めます。

僧帽弁把持・クリップ留置

左室内でクリップを120°まで閉じて、ゆっくりと引き上げ、僧帽弁前尖・後尖の把持（grasping）を行います。TEEのLVOT viewでクリップ上に前尖・後尖が乗ったことを確認した後に（図10①）、クリップとともに弁尖を把持するグリッパーを下ろし、クリップを60°まで閉じます。ここで前尖・後尖が把持されていることを確認（leaflet insertion

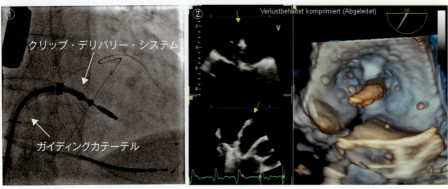

図9● 僧帽弁へのアプローチ
①僧帽弁方向に向けられた（steering）ガイディングカテーテルとクリップ・デリバリー・システム
②3D心エコーによるperpendicular positionの確認。クリップが前尖・後尖に直交していることを確認

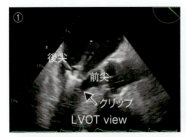

クリップの引き上げによる僧帽弁前尖・後尖の捕捉

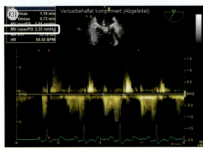

僧帽弁圧較差を測定し、有意な僧帽弁狭窄を呈していないことを確認

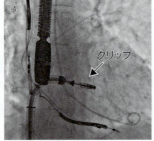

クリップ deploy 前

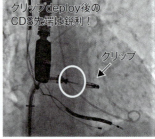

クリップ deploy 後

術前（a）、術後（b）のTEE評価。術前（a）に認められた重度MRは、治療後（b）ほぼ完全に消失した

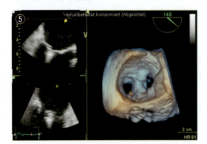

前尖・後尖はクリップで架橋され、double orifice が確認される

図10● 僧帽弁把持・クリップ留置

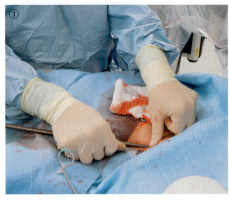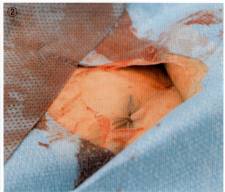

図11 ● Z字縫合およびSGC抜去
①Z字縫合を行い、SGCを抜去する
②SGC抜去後の穿刺部

assessment）した後、クリップを完全に閉じていきます。

　この段階で、TEEのLVOT viewおよびBicommissural viewでMRの改善度を評価します（図10②）。同時に、僧帽弁圧較差を測定し、僧帽弁狭窄（平均圧較差5mmHg以上）をきたしていないかも確認します（図10③）。MRの改善が十分でない場合には、クリップを再度開いて位置調整を行うことが可能です。

　MRの十分な改善が得られ、僧帽弁狭窄もきたしていなければ、クリップをCDSからdeploy（リリース）します（図10④）。術後のTEEでは、クリップによって前尖・後尖が架橋され、2口の僧帽弁（double orifice）の形成が確認できます（図10⑤）。

　1個のクリップ留置でMRの改善が不十分な場合にはSGCを残して、新たなCDSを挿入することで複数のクリップ留置を行うことも可能です。

止血

　手技の最後にSGCを抜去します（図11）。用手圧迫が基本ですが、施設によっては止血デバイスを用いることもあるようです（止血デバイスは動脈止血用のため、適応外使用）。静脈アプローチのためリスクは低いものの、SGCは24Fr.と大口径であり、術後の出血には細心の注意を要します。

合併症

　MitraClip®の周術期合併症は術後30日以内に15〜19％と報告されています[7、11]。早期の合併症は穿刺部の出血による輸血が主で、晩期の合併症は心不全や既存の合併症に関連するものがほとんどです[11]。

　以下にMitraClip®手技後の注意すべき合併症についてまとめます。

4章 新しいカテーテル治療

心囊液貯留・心タンポナーデ

心囊液貯留・心タンポナーデはMitraClip®の手技で最も重大な合併症です。頻度は1〜2%程度[9, 12〜14]とまれではありますが、起きてしまった場合には心囊穿刺や外科手術が必要になることも多く、最悪の場合には致死的となります。

心囊液貯留・心タンポナーデは、主に中隔穿刺あるいはSGCを左心房に進める際に、アンプラツァー（Amplatzer™）ワイヤーが左心耳に入り穿孔させることで起こると考えられています。心房中隔穿刺においては前述のように、TEEでガイド下に、特に短軸像を見ながら穿刺することが大切です。また、tentingしていても穿通しない症例や左心房が小さい症例などでは、radio frequency needleを使う方が安全かもしれません。アンプラツァーワイヤーの位置については透視下でしっかり確認し、SGCを進める間も常に左上肺静脈あるいは左心房内にループをつくって位置を安定させることが重要です。

穿刺部出血

静脈アプローチの手技ではありますが、SGCが24Fr.と大口径であるため穿刺部からの出血は注意すべき合併症の一つです。

EVEREST Ⅱ試験およびEVEREST Ⅱ high-risk試験では2単位以上の輸血を要したのは13〜18%でした[7, 15]。一方で、ヨーロッパの実臨床に基づいたレジストリーではばらつきがありますが、1〜10%程度[9, 14〜16]とEVEREST試験に比べて低い頻度となってい

ます。

医原性心房中隔欠損症

穿刺部出血と同様にSGCが24Fr.と大口径（心房中隔通過部は22Fr.）であるため、術後に医原性心房中隔欠損症が残存する症例があります。MitraClip®後の医原性心房中隔欠損症の意義についてはまだはっきりとした結論が出ていませんが[17〜19]、筆者が留学していた施設でも医原性心房中隔欠損症により右心不全をきたし、閉鎖デバイスによる治療を要した症例もあることから、注意を払うべき合併症であることは間違いありません。

Partial clip detachment

クリップをリリースした後にクリップが僧帽弁前尖・後尖から完全に脱落し塞栓を起こすのは極めてまれで、628例のMitraClip®症例が登録されたSentinelレジストリーで4例（0.6%）が報告されている程度です[14]。

一方で、クリップが前尖あるいは後尖のいずれかから脱落するpartial clip detachmentはよく経験する合併症です。EVEREST Ⅱ試験でのpartial clip detachmentの発生頻度は12カ月以内に5%[7]、そのほかのレジストリーでも同様に5%程度です[9, 13]。提示する症例は、MitraClip®治療翌日の経胸壁心エコーで顕著なMRの再発を認め（図12①）、TEEを行ったところ後尖からクリップが脱落し（partial clip detachment、図12②）、前尖のみにクリップが残っていました。

Partial clip detachmentが起こった際には、脱落した側の弁尖を傷つけることにもな

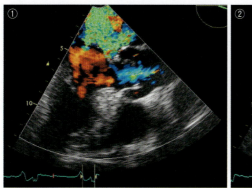 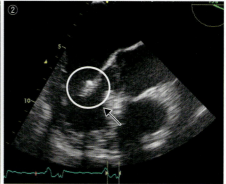

図12 ●Partial clip detachment
①MitraClip®治療翌日の重度MR再発
②クリップは僧帽弁前尖のみに残り、後尖からは脱落している

り、術前よりMRが悪化することがあります。Partial clip detachmentが起きた場合には、通常MitraClip®による再治療あるいは心臓外科手術が必要になります。

僧帽弁狭窄症

MitraClip®が僧帽弁前尖・後尖をクリップで架橋するという治療であることから、治療後に僧帽弁の弁口面積が縮小することは必須で、術中、特にクリップをリリースする前には必ず僧帽弁圧較差を測定することが必要です。一般に僧帽弁平均圧較差が5mmHgを超える場合には医原性の僧帽弁狭窄症をきたしたと考えます。

医原性僧帽弁狭窄はMitraClip®の大きな弱点の一つです。前述のようにMitraClip®はクリップをリリースする前であれば、一度閉じたクリップを再度開いて場所を調整することが可能です。またMRが残存したとしても2個目のクリップを留置したり、一度手技を終了し、術後経過をみてから追加治療を再度行うことも可能です。しかしながら、クリップをリリースした段階で僧帽弁狭窄をきたしてしまえば、それに対して治療を行うことは困難になります。

看護のポイント

日本においてはデバイスの準備などは医師が行うこととなっていますが、海外のカテ室ではデバイスの準備を看護師が行う施設も多いため、ぜひともMitraClip®のデバイスについて理解してもらえればと思います。

また、術前・術後の管理においても看護師の果たす役割はとても大きいと思います。
冒頭でも述べたようにMitraClip®の候補となる患者さんは重症の心不全を合併する場合が多く、さらに心臓外科手術も行えない理由

4章 新しいカテーテル治療

があるので、さまざまなリスクを抱えた患者さんということになります。そのため、術前に急激に状態が変化する患者さんも多くいますし、手技が成功裏に終わった場合でも術後に状態が悪化する患者さんもいます。血行動態の変化などには十分に注意が必要です。

　さらに、合併症の項でも述べたように、術直後に最も頻度の高い合併症は穿刺部からの出血です。MitraClip®は静脈アプローチの手技ですが、24Fr.と大口径のシースを挿入するため、出血リスクは低くありません。

　MitraClip®は心臓外科手術と比較すれば侵襲度が低くなりますが、全身麻酔の手技なので、術後早期には体力が低下します。したがって、食事療法や服薬指導など、日常生活での注意点を説明することと併せて、術後のリハビリテーションも大切です。MitraClip®が施行される患者さんでは心臓病以外にもADLや認知機能の低下、合併疾患などに対する多面的なアプローチが重要になります。そのため退院後の生活を見据えた、ハートチームによる多職種での介入が重要です。

おわりに

　MitraClip®の概要と適応疾患、治療の実際、そして看護のポイントについてまとめました。MitraClip®は今後、日本の弁膜症治療・心不全治療にとって不可欠な治療法となりますが、この治療を安全に有効に行っていくには、医師だけでなく多職種によるハートチームの総合力が求められます。看護師の皆さんにもぜひ、この治療に興味をもって理解を深めていただき、各施設でのこの治療の実践をめざしていただければと願っています。

《引用・参考文献》
1) Nkomo, VT. et al. Burden of valvular heart diseases : a population-based study. Lancet. 368, 2006, 1005-11.
2) Singh, JP. et al. Prevalence and clinical determinants of mitral, tricuspid, and aortic regurgitation (the Framingham Heart Study). Am J Cardiol. 83, 1999, 897-902.
3) Mirabel, M. et al. What are the characteristics of patients with severe, symptomatic, mitral regurgitation who are denied surgery?. Eur Heart J. 28, 2007, 1358-65.
4) Bach, DS. et al. Failure of guideline adherence for intervention in patients with severe mitral regurgitation. J Am Coll Cardiol. 54, 2009, 860-5.
5) Feldman, T. et al. Percutaneous mitral repair with the MitraClip system : safety and midterm durability in the initial EVEREST (Endovascular Valve Edge-to-Edge REpair Study) cohort. J Am Coll Cardiol. 54, 2009, 686-94.
6) Boekstegers, P. et al. Percutaneous interventional mitral regurgitation treatment using the Mitra-Clip system. Clin Res Cardiol. 103, 2014, 85-96.
7) Feldman, T. et al. Percutaneous repair or surgery for mitral regurgitation. N Engl J Med. 364, 2011, 1395-406.
8) Mauri, L. et al. 4 -year results of a randomized controlled trial of percutaneous repair versus surgery for mitral regurgitation. J Am Coll Cardiol. 62, 2013, 317-28.
9) Maisano, F. et al. Percutaneous mitral valve interventions in the real world : early and 1-year results from the ACCESS-EU, a prospective, multicenter, nonrandomized post-approval study of the MitraClip therapy in Europe. J Am Coll Cardiol. 62, 2013, 1052-61.
10) Eggebrecht, H. et al. Risk and outcomes of complications during and after MitraClip implantation : Experience in 828 patients from the German TRAnscatheter mitral valve interventions (TRAMI) registry. Catheter Cardiovasc Interv. 89, 2015, 728-35.
11) Glower, DD. et al. Percutaneous mitral valve repair for mitral regurgitation in high-risk patients : results of the

EVEREST Ⅱ study. J Am Coll Cardiol. 64, 2014, 172-81.

12) Puls, M. P et al. One-year outcomes and predictors of mortality after MitraClip therapy in contemporary clinical practice：results from the German transcatheter mitral valve interventions registry. Eur Heart J. 37, 2016, 703-12.

13) Neuss, M. et al. Patient selection criteria and midterm clinical outcome for MitraClip therapy in patients with severe mitral regurgitation and severe congestive heart failure. Eur J Heart Fail. 15, 2013, 786-95.

14) Nickenig, G. et al. Percutaneous Mitral Valve Edge-to-Edge Repair：In-Hospital Results and 1-Year Follow-Up of 628 Patients of the 2011-2012 Pilot European Sentinel Registry. J Am Coll Cardiol. 64, 2014, 875-84.

15) Whitlow, PL. et al. Acute and 12-month results with catheter-based mitral valve leaflet repair：the EVEREST Ⅱ (Endovascular Valve Edge-to-Edge Repair) High Risk Study. J Am Coll Cardiol. 59, 2012, 130-9.

16) Attizzani, GF. et al. Extended use of percutaneous edge-to-edge mitral valve repair beyond EVEREST (Endovascular Valve Edge-to-Edge Repair) criteria：30-day and 12-month clinical and echocardiographic outcomes from the GRASP (Getting Reduction of Mitral Insufficiency by Percutaneous Clip Implantation) registry. JACC Cardiovasc Interv. 8, 2015, 74-82.

17) Smith, T. et al. Prevalence and echocardiographic features of iatrogenic atrial septal defect after catheter-based mitral valve repair with the MitraClip system. Catheter Cardiovasc Interv. 80, 2012, 678-85.

18) Hoffmann, R. et al. Functional effect of new atrial septal defect after percutaneous mitral valve repair using the MitraClip device. Am J Cardiol. 113, 2014, 1228-33.

19) Schueler, R. et al. Persistence of iatrogenic atrial septal defect after interventional mitral valve repair with the MitraClip system：a note of caution. JACC Cardiovasc Interv. 8, 2015, 450-9.

4章

新しいカテーテル治療

INDEX

数字　欧文

12誘導心電図		37
ACLS		136
ACS	48	83
ACT	21	129
activated coagulation time	21	129
Amplatzer		236
APTT		129
ASO		144
asystole		199
BLS		136
BMS	12	176
BNP		37
BPA		13
CABG		78
CAG		39
coaptation depth		230
coaptation length		230
coronary angiography		39
CPAP		45
CRP	37	114
CTO		172
DAPT	12　97	120
DC		203
DCB		178
DEB		178
DES	12　97	175
double orifice		229
drug eluting stent	12　97	175
dual antiplatelet therapy	12　97	120
ECMO	46	197
eGFR		149
EVT		10
FFR		77
flail gap		230

flail width				230
fractional flow reserve				77
GCS				136
German Consensus				231
hANP				116
heparin-induced thrombocytopenia			149	185
HIT			149	185
IABP	13　14　19	33	45
ICRP				58
IHD				39
Impella®				46
in-stent restenosis			12	39
intra-aortic balloon pumping	13　14　19	33	45
intravascular ultrasound				21
ISDN				119
ISR			12	39
IVUS		21　160	172
JCS				136
LAD				40
LAO				40
LCA				40
LCX				40
LITA				44
LMT				40
LST				97
LVAS				45
non-STEMI				82
NPPV				196
NSAIDs			111	115
OCT		21　160	172
optical coherence tomography		21　160	172
partial clip detachment				237
PCPS	19　33	45	50

PEA ⋯⋯⋯⋯⋯⋯⋯⋯⋯⋯⋯⋯⋯⋯⋯	199
percutaneous cardiopulmonary support ⋯⋯⋯⋯⋯⋯⋯⋯ 19　33　45　50
POBA ⋯⋯⋯⋯⋯⋯⋯⋯⋯⋯⋯ 12　175
PTCA ⋯⋯⋯⋯⋯⋯⋯⋯⋯⋯⋯⋯⋯	12
PTMC ⋯⋯⋯⋯⋯⋯⋯⋯⋯⋯⋯⋯⋯	10
pulseless VT ⋯⋯⋯⋯⋯⋯⋯⋯⋯⋯	199
PVC ⋯⋯⋯⋯⋯⋯⋯⋯⋯⋯⋯⋯⋯⋯	201
RAO ⋯⋯⋯⋯⋯⋯⋯⋯⋯⋯⋯⋯⋯⋯	40
RFCA ⋯⋯⋯⋯⋯⋯⋯⋯⋯⋯⋯⋯⋯	10
RITA ⋯⋯⋯⋯⋯⋯⋯⋯⋯⋯⋯⋯⋯	44
SAT ⋯⋯⋯⋯⋯⋯⋯⋯⋯⋯⋯⋯⋯⋯	97
slow-flow ⋯⋯⋯⋯⋯⋯⋯⋯⋯⋯⋯	145
ST ⋯⋯⋯⋯⋯⋯⋯⋯⋯ 12　97　99
STEMI ⋯⋯⋯⋯⋯⋯⋯⋯⋯⋯⋯⋯⋯	82
stent thrombosis ⋯⋯⋯⋯ 12　97　99
SVG ⋯⋯⋯⋯⋯⋯⋯⋯⋯⋯⋯⋯⋯⋯	44
TAVI ⋯⋯⋯⋯⋯⋯⋯⋯ 10　13　14
TAVR ⋯⋯⋯⋯⋯⋯⋯⋯⋯⋯⋯⋯⋯	220
TEN ⋯⋯⋯⋯⋯⋯⋯⋯⋯⋯ 118　120
TIA ⋯⋯⋯⋯⋯⋯⋯⋯⋯⋯ 118　120
TIMI ⋯⋯⋯⋯⋯⋯⋯⋯⋯⋯ 68　191
VAD ⋯⋯⋯⋯⋯⋯⋯⋯⋯⋯⋯⋯⋯	50
VF ⋯⋯⋯⋯⋯⋯⋯⋯⋯⋯⋯⋯⋯⋯	199
VLST ⋯⋯⋯⋯⋯⋯⋯⋯⋯⋯⋯⋯⋯	97

あ

亜急性ステント血栓症 ⋯⋯⋯⋯⋯⋯⋯	97
アスピリン ⋯⋯⋯⋯⋯⋯⋯⋯⋯⋯⋯	120
アドレナリン ⋯⋯⋯⋯⋯⋯⋯⋯⋯⋯	126
アトロピン硫酸塩水和物 ⋯⋯⋯⋯⋯⋯	128
アナフィラキシー ⋯⋯⋯⋯⋯⋯ 89　90
アプローチ ⋯⋯⋯⋯⋯⋯⋯⋯⋯⋯⋯	13
アミオダロン塩酸塩 ⋯⋯⋯⋯⋯⋯⋯⋯	128

アルガトロバン水和物 ⋯⋯⋯⋯⋯⋯⋯	129
アンカロン® ⋯⋯⋯⋯⋯⋯⋯⋯⋯⋯	128
アンプラッツァー ⋯⋯⋯⋯⋯⋯⋯⋯	236
医原性心房中隔欠損症 ⋯⋯⋯⋯⋯⋯⋯	236
イソジン® ⋯⋯⋯⋯⋯⋯⋯⋯⋯⋯⋯	143
一過性脳虚血発作 ⋯⋯⋯⋯⋯ 118　120
イノバン® ⋯⋯⋯⋯⋯⋯⋯⋯⋯⋯⋯	126
運動負荷心電図 ⋯⋯⋯⋯⋯⋯⋯⋯⋯	79
AHA 分類 ⋯⋯⋯⋯⋯⋯⋯⋯⋯⋯⋯	28
エキシマレーザ ⋯⋯⋯⋯⋯⋯ 21　179
edge-to-edge テクニック ⋯⋯⋯⋯⋯	229
ST 上昇型心筋梗塞 ⋯⋯⋯⋯⋯ 82　84
X 線撮影装置 ⋯⋯⋯⋯⋯⋯⋯⋯⋯⋯	17
エフィエント® ⋯⋯⋯⋯⋯⋯⋯⋯⋯	121
炎症反応 ⋯⋯⋯⋯⋯⋯⋯⋯⋯⋯⋯⋯	35
横隔神経麻痺 ⋯⋯⋯⋯⋯⋯⋯⋯⋯⋯	218
オートインジェクター ⋯⋯⋯⋯⋯⋯	17

か

核医学検査 ⋯⋯⋯⋯⋯⋯⋯⋯⋯⋯⋯	76
拡張型心筋症 ⋯⋯⋯⋯⋯⋯⋯⋯⋯⋯	228
確定的影響 ⋯⋯⋯⋯⋯⋯⋯⋯⋯⋯⋯	54
確率的影響 ⋯⋯⋯⋯⋯⋯⋯⋯⋯⋯⋯	54
カコージン® ⋯⋯⋯⋯⋯⋯⋯⋯⋯⋯	126
活性化全血凝固時間 ⋯⋯⋯⋯⋯⋯⋯⋯	21
活性化部分トロンボプラスチン時間 ⋯⋯⋯	129
活性凝固時間 ⋯⋯⋯⋯⋯⋯⋯⋯⋯⋯	99
カッティングバルーン ⋯⋯⋯⋯⋯⋯⋯	177
カテーテルアブレーション ⋯⋯⋯⋯⋯	210
冠動脈 ⋯⋯⋯⋯⋯⋯⋯⋯⋯⋯⋯⋯⋯	28
冠動脈穿孔 ⋯⋯⋯⋯⋯⋯⋯⋯ 35　101
冠動脈造影検査 ⋯⋯⋯⋯⋯⋯⋯⋯⋯	39
冠動脈破裂 ⋯⋯⋯⋯⋯⋯⋯⋯⋯⋯⋯	101
冠動脈バイパス術 ⋯⋯⋯⋯⋯⋯⋯⋯	78

冠攣縮性狭心症		80
器質性MR		228
キシロカイン®		121
機能性MR		231
急性冠症候群	48	83
胸部X線		37
虚血性心疾患		39
虚血性心筋症		231
空気塞栓		218
クライオバルーン		219
クリップ・デリバリー・システム		233
クロピドグレル硫酸塩		120
経カテーテル大動脈弁植込み術	10 13	14
経カテーテル僧帽弁形成術		10
経胸壁エコー		224
経皮的冠動脈形成		12
経皮的心肺補助装置	19 33 45	50
経皮的僧帽弁裂開術		10
経皮ペーシング		205
血圧		31
血液検査		36
血管合併症		225
血管造影		224
血管抵抗値		31
血管内超音波		21
血管内治療		10
血栓吸引カテーテル		180
血栓補足カテーテル		180
血流予備量比		77
健索断裂		228
抗凝固療法		50
抗凝固薬		151
抗血小板薬2剤併用療法	12 97	120
抗血小板薬		151
高周波カテーテルアブレーション		10

後腹膜血腫		187
コレステロール塞栓症		114

さ

左心リモデリング		228
CCS分類		76
C反応性蛋白	37	114
シグマート®		124
刺激伝導系	29	106
システリック・アンローディング		48
持続的陽圧呼吸		45
収縮期圧		31
循環不全		30
硝酸イソソルビド		119
硝酸薬		32
静脈グラフト		44
食道温モニター		218
食道傷害		218
除細動器	18	203
ショック	31	202
除毛	152	158
心エコー検査		37
心筋		27
心室期外収縮	201	216
心室細動		199
心室頻拍		216
心室補助人工心臓		50
心静止		199
心臓弁		27
心タンポナーデ	35 101 103 218	223
心内心電図		212
心拍出量		31
心不全発作		32
心房粗動		215

心房頻拍 ………………………	214
推算糸球体濾過量 ………………	149
スコアリングバルーン ……………	177
スタンダードプリコーション ………	62
スティーラブル・ガイド・カテーテル ………	233
ステント血栓症 …………… 12　97　99	
ステント内狭窄症 ……………… 12　39	
スパスム …………………………	81
スローフロー ……………………	145
スワン・ガンツカテーテル ………… 15　31	
造影剤腎症 ………………………	114
僧帽弁圧較差 ……………………	235
僧帽弁逸脱 ………………………	228
僧帽弁狭窄 ………………………	235

た

ダイアストリック・オーグメンテーション ………	48
体外ペースメーカー ………………	15
体外膜型人工肺 ………………… 46　197	
大動脈内バルーンパンピング	
……………… 13　14　19　33　45	
タイムアウト ……………………	159
タッチング ………………………	136
遅発性ステント血栓症 ……………	97
ディクロティック・ノッチ …………	49
ディプリバン® …………………	123
デクスメデトミジン塩酸塩 …………	122
デブリーフィング …………………	193
電気的興奮 ………………………	29
テンポラリーペースメーカー ………	186
動脈グラフト ……………………	44
ドパミン塩酸塩 …………………	126
トリガー …………………………	49
ドルミカム® ……………………	123

な

ニコランジル ……………………	124
ニトプロ® ………………………	125
ニトロール® ……………………	119
ニトロプルシドナトリウム水和物 …………	125
脳梗塞 ……………… 98　99　218	
脳性ナトリウム利尿ペプチド ………	37
ノルアドリナリン® ………………	127
ノルアドレナリン …………………	127

は

ハートチーム ……………………	238
バイアスピリンン …………………	120
バイオハザードマーク ……………	61
ハイブリッド手術室 ………………	222
パクリタキセル …………………	178
バファリン配合錠 …………………	120
バルーン肺動脈形成術 ……………	13
非ST上昇型心筋梗塞 …………… 82　84	
光干渉断層法 …………… 21　160　172	
非侵襲的陽圧換気 ………………	196
ヒスタミンH_1受容体拮抗薬 …………	90
左回旋枝 …………………………	40
左冠動脈 …………………………	40
左主幹部 …………………………	40
左心肺補助装置 …………………	45
左内胸動脈 ………………………	44
左前下行枝 ………………………	40
左前斜位像 ………………………	40
ヒト心房性ナトリウム利尿ペプチド …………	116
標準予防策 ………………………	62
不安定狭心症 ……………………	78
ファンタニルクエン酸塩 …………	122
フォレスター分類 ………………	32

プラーク破裂	83
プラークびらん	83
ブラウンワルド分類	78
プラスグレル塩酸塩	121
プラビックス®	120
ブリーフィング	159
プレセデックス®	122
プロポフォール	123
ベアメタルステント	12 176
閉塞性動脈硬化症	144
ペーシングカテーテル	145
ペースメーカー留置術	13
ヘパリンナトリウム	118
ヘパリン加生理食塩液	143 170
ヘパリン起因性血小板減少症	149 185
ヘリウムガス	47
弁膜症	37
房室回帰性頻拍	214
房室結節リエントリー性頻拍	214
放射線	53
ボスミン®	126
発作性上室頻拍	214
ホルター心電図	76 80
ポンプ機能	25

ま

マーキング	152
マキシマルバリアプリコーション	60
マッピング	211 219
慢性完全閉塞	172
右内胸動脈	44
右前斜位像	40
ミダゾラム	123
無脈性心室頻拍	199

無脈性電気活動	199
迷走神経	92
迷走神経反射	145 168

や

薬剤溶出性ステント	12 97 175

ら

ラピッドペーシング	222
リエントリー	211
リドカイン塩酸塩	121
リハビリテーション	238
硫酸アトロピン	128
攣縮	81
労作性狭心症	75
ロータブレーター	21 160 178

memo

メディカの書籍

HEART nursing 2016年秋季増刊

好評発売中

循環器ナース必見！ニガテ意識がクリアに！

オールインワン 不整脈治療 オールカラー

くすり・デバイス・アブレーションのケアがわかる

東邦大学大学院医学研究科 循環器内科学 教授　**池田 隆徳** 監修

心臓のしくみと電気の流れ、波形判読のポイントといった基本的な知識を押さえた上で、その治療とケアを徹底解説。不整脈のキャラクター一覧や、イラスト付き解説によって、やさしく＆楽しく不整脈看護について学ぶことができる。この一冊で、不整脈看護に自信がつくこと間違いなし！

内容

第1章　はじめに：不整脈がニガテなあなたへ
① 不整脈をどう理解する？
～不整脈看護を好きになるためのとっておきのヒント～
② 特徴を見て覚えよう！　不整脈MAP
～こんなにたくさん！　でも、もう怖くない～

第2章　まずは知っておこう！　不整脈の基礎知識
① 不整脈はなぜ起こる？
～不整脈と心臓のドキドキな関係にせまる！～
② 不整脈にはどんな種類があるの？
～まずは分類から覚えよう！～　ほか

第3章　これで完ペキ！　不整脈の治療＆ケア：薬剤編
① 概論：薬剤治療となるのはどの不整脈？
どんな薬剤があるの？
～身近なものから覚えていこう！～
② 知りたい！　Ⅰ群（Naチャネル遮断）薬のつかいかたと特徴
～まずは分類から理解しよう！～　ほか

第4章　これで完ペキ！
不整脈の治療＆ケア：アブレーション編
① 概論：アブレーション治療となるのはどんな不整脈？
アブレーション治療にはどんな手法があるの？
～焼灼？冷凍凝固？それぞれのメリットは？～
② 知りたい！　アブレーションのしくみと適応
～徐脈性不整脈には効果がない～　ほか

第5章　これで完ペキ！
不整脈の治療＆ケア：デバイス編
① 概論：デバイス治療となるのはどんな不整脈？
どんなデバイスがあるの？
～ペースメーカ、ICD、CRTを知ろう！～
② 知りたい！　人工ペースメーカのしくみと適応
～基本動作を覚えればもう大丈夫！～　ほか

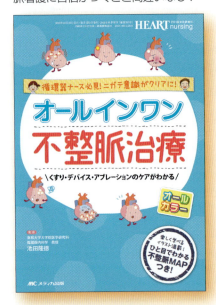

定価（本体4,000円＋税）
B5判／256頁　ISBN978-4-8404-5542-8
web M051651（メディカ出版WEBサイト専用検索番号）

MC メディカ出版

お客様センター ☎0120-276-591

本社 〒532-8588 大阪市淀川区宮原3-4-30 ニッセイ新大阪ビル16F

www.medica.co.jp

メディカの書籍

HEART nursing 2017年春季増刊

好評発売中

心臓ビギナー集まれ！ 治療もケアもしっかりわかる

循環器の病気ずかん

オールカラー

広島大学大学院医歯薬保健学研究科 循環器内科学　**木原 康樹** 監修

こどものころにわくわくする気持ちでめくった図鑑のように、楽しく心臓の疾患・治療・ケアについて学べる！　豊富なイラスト図解＆新人ナースの悩みに答える「おしえて！Q&A」、実践に活かせる「やってみよう」コーナーが、心臓ビギナーの理解を助ける。

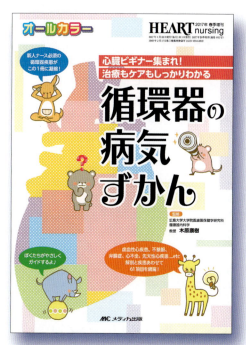

定価（本体4,000円＋税）
B5判／256頁　ISBN978-4-8404-5912-9
web M051750（メディカ出版WEBサイト専用検索番号）

内容

第1章	心臓の世界へようこそ！
第2章	血液が流れなくなるコワイ病気 虚血性心疾患
第3章	心臓のどこでなにが起こってる？ 不整脈
第4章	血液を「ためる・ながす」の役割が 果たせない!? 心臓弁膜症・心内膜炎
第5章	心臓の筋肉も病気になるんです！ 心筋疾患
第6章	心臓の病気の最終形　心不全
第7章	心臓を覆う膜も大切なやくわり 心膜疾患
第8章	心臓にできる腫瘍って？　心臓腫瘍
第9章	突然死にもつながる！　血管疾患
第10章	原因は血管の老化？ 動脈硬化による全身の血管疾患
第11章	生まれつきの心臓疾患を学ぼう 先天性心疾患
第12章	心臓と肺の深いつながり 肺高血圧症

MC メディカ出版

www.medica.co.jp

お客様センター　0120-276-591

本社 〒532-8588 大阪市淀川区宮原3-4-30 ニッセイ新大阪ビル16F

読者の皆さまへ

　このたびは本増刊をご購読いただき、誠にありがとうございました。HEART nursing 編集室では、今後も皆さまのお役に立てる増刊の刊行をめざしてまいります。つきましては、本書に関する感想・ご提案などがございましたら当編集室までお寄せください。

HEARTnursing　2018 年秋季増刊（通巻 423 号）

ナースの役割がしっかりみえる＆チームの中で動ける

すごくわかる！ 心臓カテーテル

ハートナーシング

The Japanese Journal of Heart Nursing

2018 年 10 月 20 日第 1 版第 1 刷発行
2019 年 2 月 10 日第 1 版第 2 刷発行
定価（本体 4,000 円＋税）
ISBN 978-4-8404-6282-2
乱丁・落丁がありましたら、お取り替えいたします。

無断転載を禁ず

Printed and bound in Japan

■監　　修　阿古潤哉
■発 行 人　長谷川素美
■編集担当　藤井亜実・小川志保・鈴木陽子・山川賢治
■編集協力　綾目 愛
■発 行 所　株式会社メディカ出版
〒532-8588　大阪市淀川区宮原 3-4-30 ニッセイ新大阪ビル 16F
電　話　06-6398-5048（編集）
　　　　0120-276-591（お客様センター）
　　　　03-5776-1853（広告窓口／総広告代理店
　　　　　　　　　　　株式会社メディカ・アド）
印刷製本　株式会社廣済堂
URL　　https://www.medica.co.jp/m/heartnursing/
E-mail　heart@medica.co.jp

●本誌に掲載する著作物の複製権・翻訳権・翻案権・上映権・譲渡権・公衆送信権（送信可能化権を含む）は株式会社メディカ出版が保有します。
●JCOPY ＜（社）出版者著作権管理機構 委託出版物＞
　本書の無断複写は著作権法上での例外を除き禁じられています。複写される場合は、そのつど事前に、（社）出版者著作権管理機構（電話：03-5244-5088、FAX：03-5244-5089、e-mail：info@jcopy.or.jp）の許諾を得てください。